AF610229

TRAITÉ

SUR LA NATURE ET LE TRAITEMENT

DE LA GOUTTE

ET

DU RHUMATISME.

DE L'IMPRIMERIE DE J.-L. CHANSON,
RUE DES GRANDS-AUGUSTINS, N° 10, A PARIS.

TRAITÉ

SUR LA NATURE ET LE TRAITEMENT

DE LA GOUTTE

ET DU RHUMATISME,

Renfermant des Considérations générales sur l'état morbide des Organes digestifs, des Remarques sur le Régime, et des Observations pratiques sur la Gravelle;

PAR CHARLES SCUDAMORE,

Membre du Collége royal des Médecins et de la Société Medico-Chirurgicale de Londres.

TRADUIT DE L'ANGLAIS, SUR LA SECONDE ÉDITION,

PAR C.-G. F. et G. B., D. M. P.

Principiis obsta; serò medicina paratur
Cùm mala per longas invaluere moras. OVID.

TOME SECOND.

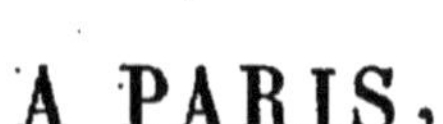

A PARIS,
CHEZ BÉCHET JEUNE, LIBRAIRE,
RUE DE L'OBSERVANCE, Nº 5;
A MONTPELLIER,
CHEZ ANSELME GABON, LIBRAIRE.

1819.

TRAITÉ

SUR LA NATURE ET LE TRAITEMENT

DE LA GOUTTE

ET DU RHUMATISME.

DE LA GOUTTE CHRONIQUE.

Cette espèce de goutte, d'après ses caractères établis au commencement de cet ouvrage, a lieu, le plus ordinairement, comme conséquence définitive de la forme aiguë de la maladie, et elle survient quand le paroxisme n'a pas formé de crise, ou quand des attaques répétées ont tellement affaibli la constitution, qu'une forte action inflammatoire ne peut plus se manifester. Dans ce cas, les premiers paroxismes intenses, qui se déclaraient à de certains intervalles, se changent en d'autres plus doux, mais irréguliers et plus fréquens. Cet état chronique de la goutte est plus communément accompagné de douleurs vagues que l'aigu, et ces douleurs ont tantôt l'apparence rhumatismale, et d'autres fois se confondent avec les douleurs nerveuses. On le rencontre parfois chez des sujets qui n'ont jamais offert la forme aiguë, mais les exemples de ce genre sont comparativement peu nombreux et plus fréquens parmi les femmes que chez les hommes. Le gros orteil est rarement la partie affectée, dans les attaques de la goutte chronique qui se déclare par une douleur et un gonflement soudain, dépourvus de la plupart des caractères réguliers de l'inflammation arthritique, et se fixant de préférence à la main, au poignet, au talon et dans les environs de l'articulation du pied.

Quand elle a lieu, comme suite de la goutte aiguë, les diverses parties, qui ont été enflammées pendant le paroxisme, continuent d'être affectées alternativement ou conjointement. Nous pouvons présenter la description suivante, comme faisant connaître les symptômes locaux et constitutionnels des deux états originels et consécutifs de goutte chronique dont nous avons parlé.

Les sensations de la partie affectée sont plutôt une chaleur et un froid alternatifs que ces impressions brùlantes prolongées qui ont lieu dans la maladie aiguë; mais, comme dans celle-ci, les douleurs actives choisissent de préférence la nuit pour se déclarer; il y a fréquemment de l'engourdissement et un sentiment pénible de plénitude, de tuméfaction et de pesanteur. Les muscles, les tendons et les ligamens semblent impropres, par leur faiblesse, à remplir les fonctions dont ils sont chargés, et des crampes, qui affectent particulièrement les membres inférieurs, surviennent même dans la journée, mais surtout la nuit, lorsque le malade cherche à se livrer au premier sommeil (1). Des soubresauts extrêmement pénibles se manifestent aussi pendant le sommeil imparfait du malade, soit que la goutte chronique ait lieu alors, ou qu'elle ne fasse que menacer. Les rougeurs qui peuvent exister à la surface des parties douloureuses sont pâles, et pour l'ordinaire passagères : la teinte pourpre est rare; le

(1) Sydenham observe que les tendons des muscles des jambes sont quelquefois saisis de crampes ou de convulsions si aiguës et si fortes, qu'il serait impossible de les supporter patiemment, si elles n'étaient pas aussi courtes.

plus souvent même, la peau conserve son aspect naturel, principalement quand le genou est entrepris. Les capsules synoviales et les gaines tendineuses sont bien plus souvent le siége du mal dans la goutte chronique que dans l'aiguë, et ces tissus finissent par acquérir une bouffissure et une distension qui produisent au poignet et au talon cette sensation de parties tressées ensemble, dont j'ai déjà parlé. Dans les endroits où il y a plus de tissu cellulaire, l'œdème est très-permanent, et il est accompagné d'une plénitude extraordinaire des veines adjacentes. Lors même que la santé générale est dans l'état le plus favorable, les articulations des pieds sont affectés de mal-aise et d'une chaleur incommode, après tout exercice extraordinaire. La sensibilité des parties à la pression, les élancemens des différens nerfs, la difficulté gênante des mouvemens, et le manque total d'énergie des membres pour obéir aux efforts de la volonté, appartiennent aussi à la débilité locale produite par la maladie. L'état de la constitution dans la goutte chronique embrasse une grande variété de symptômes qui sont modifiés par le tempérament et les habitudes du malade, par la situation et le degré de l'affection locale, et aussi par le siége et la nature des dérangemens des viscères. Les anomalies qui en résultent souvent, et qui dépendent en partie des causes internes, et en partie des souffrances des tissus entrepris, sont tellement nombreuses, que, selon toute probabilité, nulle description, quelque étendue qu'elle fût, ne pourrait comprendre toutes ces sympathies, ni en faire une esquisse générale.

Il arrive le plus ordinairement que le malade est tourmenté d'une dyspepsie cruelle et de diverses autres sensations pénibles de l'estomac. Un appétit vorace et des nausées se manifestent fréquemment d'une manière alternative. Lorsque la dyspepsie goutteuse est très-forte, on voit survenir de l'oppression et une distension flatulente, après l'usage d'alimens peu convenables; et quelques individus éprouvent, en outre, soit une chaleur brûlante, soit un froid à l'estomac, d'une nature et d'une intensité particulières, qu'ils comparent à celui du marbre ou de la glace. Des spasmes fugaces parcourent les muscles de l'abdomen et du thorax, ou bien ce sont des crampes dont la durée est extrêmement fatigante.

Dans quelques cas où l'appétit semble naturel, le malade ne s'aperçoit pas qu'il retire aucun avantage de la diète à laquelle il s'est astreint, et quand celle-ci est trop stimulante, l'irritation, produite par le mal-aise local, dégénère en action fébrile : le tempérament est d'une irritabilité excessive ; l'esprit tombe dans l'hypochondrie, et des maux imaginaires troublent le jugement et font changer les résolutions pour la moindre chose. Le cœur est affecté de palpitations, et les tresaillemens sont encore plus communs. Le sommeil troublé par la douleur ou l'inquiétude n'amène pas de délassement. J'ai vu des femmes atteintes de la goutte, si sensibles aux vicissitudes de l'atmosphère, qu'elles étaient averties à l'instant par des douleurs vagues dans les membres, des changemens de vent, surtout lorsque ce vent était chargé d'humidité, et leur susceptibilité à cet égard était si grande, qu'on pouvait considérer leurs nerfs comme de véritables baromètres.

Il est des exemples très-fâcheux de cette maladie, où l'on voit se déclarer une cachexie générale ; d'autres où l'apparence de la santé n'est que pareille, et où les membres inférieurs sont maigres et débiles, tandis que l'abdomen devient volumineux. Les sécrétions sont plus ou moins altérées; les intestins offrent des états divers, quoique le plus ordinairement ils soient constipés, et la bile est morbide et peu abondante. Les veines hémorroïdales sont fréquemmment douloureuses. Le malade a parfois des évacuations sanguines, artérielles ou veineuses : quand la quantité de ce sang est très-considérable, il est veineux et fort noir. Les variations de l'urine dépendent de plusieurs circonstances : dans quelques cas, sa quantité est modique et sa concentration très-grande; c'est le contraire dans d'autres. Celle du matin présente communément un dépôt muqueux abondant, et l'on est presque certain d'y rencontrer le sédiment briqueté d'acide urique, provenant de l'excitation occasionnée dans la circulation par le régime ou par la maladie elle-même.

Un malade très-affligé de la goutte chronique, m'a dit qu'il a observé une couleur grise particulière dans ses matières fécales et un sédiment briqueté dans son urine, au moment où il se plaint le plus de douleurs et de faiblesse dans les membres; les moindres causes lui font éprouver une dispepsie très-incommode.

Il n'est pas extraordinaire de rencontrer une toux chronique, et dans quelques cas, cette toux est d'une nature primitive : le plus souvent néanmoins, elle est purement sympathique et dépend d'un dérangement des organes digestifs. J'ai plusieurs fois été témoin d'exemples de ce genre, où le malade et ses amis étaient alarmés pour l'intégrité des poumons, et où la toux a parfaitement cédé au traitement le mieux approprié pour la guérison des symptômes de goutte. C'est alors que je n'ai pas oublié de recommander l'usage modéré du vin. On trouvera la description de la nature de cette toux au commencement de l'ouvrage.

Une autre goutte chronique est celle où les fonctions naturelles semblent peu dérangées de leur cours, et où des douleurs irrégulières et une inflammation passagère dans les endroits ordinairement attaqués par la maladie, constituent, avec la gêne consécutive des mouvemens, la principale affection du malade.

Telles sont les altérations de la santé et les souffrances fréquentes produites par la goutte chronique. Négligée ou abandonnée à son propre cours, ses ravages dans la constitution sont si sûrs et si constans, que, dans plusieurs cas, le malheureux malade ne doit qu'à l'été seul un soulagement partiel.

Dans cet état de désordre, les maladies internes accidentellement produites sont modifiées d'une manière plus ou moins remarquable par la diathèse goutteuse; et, comme je l'ai précédemment observé, ces maladies sont alors devenues des sources fécondes d'erreur et de confusion dans la théorie, ainsi que dans la pratique de notre art.

CAUSES.

Quand on considère que la goutte chronique est une simple modification de l'aiguë, et qu'elle ne diffère de celle-ci que par le degré d'intensité et les circonstances individuelles, il en résulte, comme conséquence, que la même pathologie générale est applicable aux deux, sauf une exception que je ferai connaître. Je crois donc, dans ce qui suit, pouvoir adopter avec sûreté une concision convenable, et partir de cette disposition analytique dont j'ai cherché jusqu'ici à ne pas m'écarter. Il me semble que la différence dans l'action des causes prochaines pour produire les formes aiguës ou chroniques de la maladie, doit être entièrement attribuée à l'état particulier de la constitution. Si le système, quand la diathèse goutteuse prédomine, est pourvu d'une énergie considérable, et qu'il en soit de même pour le cœur et les artères, les symptômes aigus auront lieu par l'application des causes éloignées. Si, au contraire, la constitution est languissante et débile, on verra se manifester les symptômes chroniques et diverses anomalies.

Dans la théorie que j'ai présentée sur le premier paroxisme de goutte aiguë, tel qu'on l'observe ordinairement, j'ai soutenu qu'une surabondance de sang, surtout du système de la veine-porte, produit chez les personnes douées d'une prédisposition, d'une diathèse et d'un tempérament particuliers, l'inflammation goutteuse proprement dite. Dans un cas favorable, la nature, au moyen des forces qui lui appartiennent, soulage le système par ce procédé, et la santé renaît.

Les circonstances de la maladie chronique, comme le dit le mot lui-même, sont très-différentes, et la constitution est environnée de signes bien plus compliqués que dans cette théorie du premier accès de la goutte aiguë. Cependant on peut appliquer le même principe de pathologie à la goutte chronique, qu'aux accès consécutifs de celle qui est aiguë, en observant la modification provenant de la différence des forces de la circulation et du système nerveux, modification dont j'ai déjà parlé dans un autre endroit.

Il ne me reste plus maintenant qu'à décrire brièvement, d'une manière plus particulière, les causes principales qui influencent la production de la goutte chronique. Il arrive quelquefois que la goutte ne se déclarant pas avant que le malade soit parvenu à un âge avancé, elle se trouve alors liée tout-à-la-fois à un état pléthorique du système, et à une grande débilité; ce qui ne permet qu'aux seuls symptômes chroniques de se montrer. L'interruption d'exercices auxquels on était anciennement habitué, et une indulgence plus grande dans le régime de vie, donnent aussi naissance de cette façon à la maladie.

Les exemples de goutte qui revêtent la forme chronique, lors de leur première invasion, et à une période de la vie pas plus avancée que l'âge moyen, s'observent le plus fréquemment chez des femmes d'une constitution débile, dont l'un ou l'autre des père et mère a été goutteux. On peut ajouter, par manière d'explication, que les causes éloignées sont appliquées plus faiblement aux personnes du sexe féminins et de-là vient que souvent chez elles l'action arthritique est moins complètement développée que chez les hommes. Le traitement mal conduit du paroxisme est probablement la source la plus ordinaire des symptômes chroniques. La négligence des remèdes purgatifs, et l'imprudent emploi des stimulans donnent lieu à une inflammation irrégulière, à une débilité indirecte, et à une irritation nerveuse excessive. L'usage inconvenant du mercure contribue puissamment à la production de ces effets. Les enveloppes chaudes des parties enflammées, dont on se sert communément, prolongent les symptômes et augmentent la tendance aux rechutes, par les moindres causes externes.

Si l'on rencontre des cas très-opiniâtres et intraitables, leur cause est certainement dans l'existence de quelque maladie des viscères. Le foie est plus habituellement le principal organe affecté, quoique la rate m'ait semblé quelquefois ne pas être étrangère aux symptômes violens qui concouraient à l'entretien de la goutte.

C'est dans la forme chronique de cette affection que l'on rencontre fréquemment les dyspepsies les plus intenses, et ces flatuosités si remarquables, et en même temps si incommodes. Ce dernier état existe en connexion avec une altération de la bile et de toutes les sécrétions alimentaires. Le défaut ou le dérangement d'action des reins s'y joint aussi pour l'ordinaire.

L'eau médicinale, en affaiblissant le système nerveux, et en occasionnant une douleur irrégulière, une inflammation obscure et un degré d'abattement et de langueur auparavant inconnus, a été la source productive de plusieurs cas de goutte chronique.

La puissance de toutes les causes éloignées sera d'autant plus marquée, que la diathèse goutteuse sera plus forte et la constitution plus détériorée. Aussi, quand une fois la susceptibilité est bien établie, toute exposition accidentelle au froid et à l'humidité, ou à l'influence seule du vent de l'est, donnera lieu plus ou moins à des douleurs instantanées et à une action inflammatoire légère et peu durable.

Les inquiétudes d'esprit agissent puissamment pour entretenir les symptômes de la goutte chronique. J'en ai vu des preuves très-frappantes chez quelques individus dont les sensations pénibles et la profonde affliction ont été pour la guérison de véritables entraves.

DIAGNOSTIC.

La distinction entre la goutte et le rhumatisme chronique est rarement difficile à établir, quand on examine avec soin toutes les circonstances générales et locales. Le rhumatisme chronique, qui n'est pas précédé par la forme aiguë, est plus commun que la goutte chronique (1). Notre opinion sera fortifiée en ayant recours à la constitution des parens. La présence ou l'absence des dyspepsies sympathiques ne sont pas des signes distinctifs certains; mais on peut soutenir, en thèse générale, que les fonctions naturelles sont beaucoup plus dérangées dans la goutte chronique que dans le rhumatisme chronique. Ce phénomène est invariable, d'après mes observations, quand la goutte a revêtu ori-

---

(1) Le docteur Haygarth, dans son histoire clinique de la maladie, rapporte que sur 470 observations de rhumatisme, la fièvre rhumatismale n'a eu lieu que dans 170.

ginairement cette forme, tandis qu'il en est quelquefois tout différemment, si la manifestation de la goutte chronique est consécutive. Plusieurs fois j'ai vu, chez des individus qui avaient essuyé des accès aigus fréquens, les douleurs de goutte chronique se rapprocher du caractère rhumatismal, et ne pas s'accompagner de dérangement dans l'appétit ou les digestions.

On doit passer en revue la structure, la constitution et le tempérament du malade; son âge, ses habitudes de vie, et en général toutes les autres causes éloignées.

Le docteur Clerk établissait avec une grande confiance sa distinction des deux maladies (1), d'après des filamens blancs et visqueux, flottant dans l'urine, transparens, quand on les en retire, et qui, séchés, se convertissent en une espèce de chaux. On ne peut, avec justesse, considérer ce symptôme comme pathognomonique du rhumatisme chronique. Une apparence semblable de l'urine (produite par une matière saline et muqueuse), s'observe dans divers genres de maladies, en rapport avec une altération des fonctions digestives.

---

(1) Edinburgh phys. and Lit. essays, vol. III, p. 442.

Les caractères locaux, dans la goutte et le rhumatisme chroniques, sont des points distinctifs importans. Quoique la goutte, sous cette forme, soit encore plus fugitive et plus incertaine dans la partie qu'elle occupe, que lorsqu'elle est aiguë, et qu'à cet égard, elle se rapproche davantage de la nature du rhumatisme, elle est cependant plus disposée que ce dernier à attaquer les mains et les pieds, et aussi à être plus solitaire dans sa position.

Comme le rhumatisme affecte les tendons à leurs insertions, les aponévroses des muscles, les ligamens et les branches nerveuses, de préférence aux autres tissus, et qu'il n'y produit pas de tuméfaction très-évidente, le docteur Haygarth (1) en a conclu que l'absence du gonflement était un signe certain du rhumatisme chronique, et qu'elle servait à le distinguer du rhumatisme aigu, de la goutte, des scrophules, des nodosités et des tumeurs blanches des articulations.

---

(1) On the Discrimination of chronic rheumatism from Gout, acute rheumatism, scrophula, nodosity, white swelling and other painful diseases of the joints and muscles. — Med. trans. of the college of physicians, vol IV.

En parlant de trois cents observations de rhumatisme chronique qu'il a observés, il dit que, sur ce nombre, quatorze malades seulement offrirent une tuméfaction quelconque dans l'endroit affecté, et que des recherches plus attentives firent reconnaître que ces quatorze observations devaient être rapportées aux autres genres. Il me semble, pour me borner à la goutte, que la base du diagnostic de cet auteur n'est ni assez étendue, ni suffisamment fidèle. Le résultat de mes propres observations m'a appris que, si la goutte chronique attaque le pied ou la main en général, on est presque certain de rencontrer un gonflement œdémateux; mais que, si le rhumatisme chronique a son siége dans ces parties, cette circonstance est excessivement rare.

Toutefois, quand les capsules synoviales et les gaines tendineuses sont entreprises par le rhumatisme chronique ou par la goutte chronique, les caractères externes de ces deux affections se rapprochent alors beaucoup dans l'une et dans l'autre; la membrane synoviale se distend extrêmement, et ce symptôme est souvent très-remarquable à l'articulation du genou. La ressemblance mutuelle dans la tuméfaction des gaines tendineuses qui, au poignet particulièrement, acquiert un volume considérable, vient encore accroître mes craintes, à l'égard de l'exactitude du diagnostic en question.

Les tissus qui ont été fréquemment affectés par la goutte s'affaiblissent tellement, qu'ils sont très sensibles aux vicissitudes atmosphériques, soit au dehors, soit dans l'intérieur des appartemens, et c'est sous ce rapport que la maladie générale peut, dans bien des cas, participer du rhumatisme. Une pareille combinaison mérite seule, avec quelque fondement, la dénomination très-générale de *rhumatisme goutteux*. Je ne conçois pas que l'inflammation goutteuse et l'inflammation rhumatismale puissent exister en même temps dans la même partie, quoiqu'il soit certain qu'on puisse rencontrer parfois la goutte et le rhumatisme développés simultanément dans différentes parties du corps. J'ai été témoin de plusieurs faits de ce genre. Le malade, ayant la goutte dans des endroits déterminés, souffre, par suite de quelque exposition partielle au froid, un rhumatisme dans d'autres parties, comme dans les muscles du cou ou l'articulation de l'épaule, et il n'est pas rare d'observer un lumbago, au moment même de l'invasion de la goutte.

L'affection particulière, appelée nodosité des articulations, est distinguée par le docteur Haygarth, au moyen des caractères suivans : — *Presque exclusivement aux femmes; sans fièvre; les articulations tuméfiées ressemblent, quand on les examine, à une augmentation d'épaisseur des os eux-mêmes ; les tégumens sont comparativement exempts de l'inflammation ; les muscles ne paraissent pas affectés* (1).

Par quelques cas de cette maladie qui se sont rencontrés dans ma pratique, j'ai été suffisamment convaincu de sa différence d'avec la goutte, par la dureté, comme osseuse, des parties attaquées, par l'exemption générale des douleurs qui, tout au moins, ne se faisaient jamais ressentir d'une manière intense, ainsi que par l'absence des dérangemens sympathiques des organes digestifs. D'un autre côté, j'ai vu deux malades chez lesquels la goutte a toujours été si locale, qu'un ou deux tendons de la main seulement ont été affectés

---

(1) Clinical history of the nodosity of the joints.

accidentellement des douleurs ordinaires caractéristiques, et ces malades n'avaient jamais connus que quelques désordres sympathiques de l'estomac : chez deux autres, les petites glandes des gaines tendineuses des doigts étaient engorgées et dans un véritable état de nodosité ; de temps en temps on apercevait quelques légères traces d'inflammation goutteuse, sans qu'aucune autre partie eût été entreprise. J'ai appris, par l'histoire de ces quatre personnes, que la goutte était pour elles une maladie de famille. Il est difficile à croire qu'on puisse confondre la goutte chronique avec les douleurs et les tumeurs produites dans le voisinage des articulations par la syphilis secondaire. Une semblable affection fait des progrès bien plus sensibles que la goutte, et elle est aussi bien moins influencée en pis ou en mieux par les causes externes légères, telles que la diète, l'état de l'esprit, etc. : on peut dire, en outre, que les caractères syphilitiques, qui se présentent à l'œil ou au toucher, sont en général assez tranchés pour qu'on puisse les reconnaître sans crainte de se tromper.

DU TRAITEMENT.

D'après l'histoire que nous avons tracée de la goutte chronique, on doit considérer comme une conséquence immédiate la nécessité d'une application étendue des principes de pathologie. C'est seulement au moyen d'une théorie, fondée sur une physiologie saine, et d'une pratique résultant de recherches alternatives, que nous pouvons diriger sûrement nos pas dans le sentier actuel. Dans les maladies aiguës, les essais téméraires de l'empirisme, ou les efforts heureux de la nature peuvent quelquefois être couronnés de succès; mais, pour les maladies chroniques profondément enracinées dans le système, il n'est pas de spécifique prétendu, de méthode prompte de guérison, ou de traitement basé sur une application pareille de principes, qui puisse, avec quelque justice, réclamer notre attention.

Dans l'arrangement pratique de notre sujet, je vais maintenant offrir (en usant du privilége de quelques répétitions) diverses modifications distinctes de la maladie.

1. Si la constitution originelle est languissante, ou si le tempérament nerveux prédo-

mine les forces du système, malgré l'intensité de la diathèse goutteuse, sont insuffisantes pour produire la goutte aiguë, et la douleur, la tuméfaction, la difficulté des mouvemens, sont les symptômes principaux qui se manifestent alors. Les fonctions internes sont faibles et morbides, et il existe un grand nombre de sympathies nerveuses.

Nos indications dériveront surtout dans ces cas de l'état des viscères abdominaux et de l'observation attentive des diverses sécrétions. Il arrive quelquefois que les remèdes stimulans et un régime trop cordial, ont amené dans ces constitutions un léger degré de diathèse inflammatoire et de pléthore, mais alors même la saignée générale sera rarement admissible. L'emploi du remède purgatif diurétique, recommandé précédemment, et la prescription occasionelle d'une dose de sous-muriate de mercure et de poudre d'antimoine, ainsi que la soustraction de tous les stimulans chauds, constitueront pour l'ordinaire un traitement d'une activité suffisante.

Les narcotiques seront conseillés au moment du coucher, pour le soulagement de la douleur et l'irritation nerveuse. Des doses actives d'opium seraient néanmoins inutiles et nuisibles, et l'on trouvera même quelques autres narcotiques assez puissans pour mériter, par cette raison, d'être choisis. En traitant de la goutte aiguë, je suis entré, à cet égard, dans des détails étendus, et c'est ce qui m'engagera à déclarer simplement ici que, dans les douleurs plus légères de la goutte chronique, j'ai obtenu de bons effets de l'usage du stramonium et du lactucarium réunis. Quand nous ne sommes pas forcés par l'urgence des symptômes de préférer, dans l'affection chronique, les formes les plus actives de remèdes, il est désirable d'adopter celles qui agissent graduellement et efficacement tout-à-la-fois. Comme l'opium arrête l'action des intestins (circonstance qui, dans le traitement des symptômes aigus, ne mérite qu'une légère objection, parce que nous administrons en même temps des purgatifs actifs), nous retirons un grand avantage pour la guérison de la goutte chronique, de n'employer que les narcotiques plus faibles, qui n'ont pas cet effet, et quoique, par ce motif, l'extrait de jusquiame soit un excellent moyen, dont les vertus ne méritent pas d'être dédaignées, je ne m'en suis pas moins décidé, d'après des expériences comparatives, en faveur de l'influence combinée du stramonium et du lactucarium

Le traitement local doit être exactement conduit d'après les principes que j'ai fait connaître. La sensibilité inflammatoire étant dissipée, les frictions et le bandage seront éminemment utiles.

La méthode plus permanente de pratique comprend l'amélioration des fonctions internes, par des remèdes et un régime qui puissent correspondre aux changemens des indications.

Les remèdes toniques sont ordinairement nuisibles, et tendent plutôt à fixer qu'à détruire la maladie. Quelle que soit la formule à laquelle nous nous arrêtions, tous nos soins doivent tendre à favoriser les fonctions du foie et des reins, à corriger les procédés morbides d'une digestion dérangée, et à exciter l'action des intestins, sans occasionner de nausées, et sans affaiblir l'estomac. La teinture de benjoin, composée en potion, et donnée une ou deux fois par jour, conjointement avec la magnésie, est un stimulant utile pour le canal digestif, dont il corrige en même temps les acides. Si ce remède se trouve trop chaud pour l'estomac, on peut lui substituer l'infusion de roses rouges avec le sulfate de magnésie, à plus hautes doses qu'on ne l'a donné habituellement, en ayant soin d'y joindre ce que les circonstances peuvent suggérer. Si le défaut d'appétit prédomine, on conseillera un léger amer comme correctif.

Lorsqu'on veut continuer un remède pendant un certain temps, on ne doit pas le répéter plus de deux fois par jour : toutefois si les intestins n'étaient pas suffisamment excités, l'usage de quelques pillules purgatives, au moment du coucher, pourrait être utile. Je puis mentionner sous ce rapport la combinaison de la poudre d'aloës composée, de la poudre de rhubarbe et du savon médicinal, avec l'addition occasionelle de la poudre d'antimoine. L'emploi altérant de quelque doux oxide mercuriel est indispensable, comme faisant partie du plan en question.

S'il restait une faiblesse d'estomac et une dépression générale, après que les sécrétions sont devenues saines, d'une manière permanente, nous serions conduits nécessairement à nous servir d'un tonique; mais, dans ce choix, il faudrait nous mettre en garde contre les effets des stimulans chauds.

Le régime, dans chaque cas, doit être soigneusement réglé, suivant la constitution individuelle, mais un exercice journalier, en plein air, et une diète qui ne soit ni trop nourrissante, ni trop stimulante, sont deux points essentiels qu'il ne faut jamais perdre de vue.

2. La conséquence de la goutte aiguë, quand ses invasions répétées ont détruit l'énergie de la constitution, est la production de l'action morbide chronique seule, à la suite de l'affaiblissement de la circulation. Les fonctions des viscères internes sont plus ou moins dérangées, et il y a un grand trouble du système nerveux.

Nous voyons ordinairement alors le caractère primitif de la constitution subsister à un degré tel, que les signes de pléthore sont souvent manifestes, et que l'inflammation locale légère est aisément aggravée par l'imprudent emploi des stimulans. Le traitement dont nous avons parlé pour le genre précédent est, en général, applicable dans ces exemples de susceptibilité vasculaire, jointe à la langueur des forces. Cependant, il sera quelquefois nécessaire d'administrer les purgatifs pendant long-temps et à hautes doses. L'état des sécrétions sera le véritable guide de la pratique que l'on doit adopter. On obtiendra aussi des renseignemens précieux par la connaissance de la pesanteur spécifique de l'urine. J'ai trouvé invariablement que toutes les fois que cette pesanteur a été très-considérable, l'usage plus ou moins actif des remèdes diurétiques a été suivi des meilleurs effets (1). La potion purgative diurétique,

---

(1) Peut-être la curiosité de quelques-uns de mes lecteurs sera-t-elle satisfaite, en trouvant ici la recette du remède *des pensionnaires de Chelsea*, composé, comme on le verra, de substances très-communes. C'est un remède chaud qui me semble contre-indiqué pendant le paroxisme. Quelques personnes m'ont appris que dans les intervalles de leurs accès, il leur avait très-bien réussi, comme purgatif.

℞ Fleurs de soufre. . . deux onces.
Crême de tartre. . . une once.
Rhubarbe en poudre. deux gros.
Gaïac . . . . un gros.
Miel purifié. . . . . une livre.
Noix muscade. . . . n° j.

Pulvérisez finement la noix muscade et mêlez le tout ensemble.

On en prend deux cuillérées à café, soir et matin, et l'on continue jusqu'à ce que la tòtalité soit employée. Les trois premières nuits, on boit, au moment du coucher, un plein verre de rum tiède et d'eau, et s'il y a de la fièvre, on remplace le rum par du vin blanc.

prise régulièrement deux fois par jour, et la pilulle de calomélas composée, de deux nuits l'une, ont rempli, pour l'ordinaire, d'une manière très-heureuse, l'indication des évacuations prolongées. Toutefois, j'ai vu, dans quelques cas, l'action des reins tellement en défaut, qu'il est devenu nécessaire de joindre quelqu'autre combinaison diurétique à la potion en question.

Dans un état très-grand de torpeur des intestins, j'ai parfois ajouté, avec avantage, le gaïac aux purgatifs. Lorsque les moyens dont nous venons de parler ont été poursuivis pendant un temps suffisant, on doit ensuite les remplacer par les toniques. Mais, dans quelques cas de pléthore, on découvre des congestions locales qui exigent manifestement l'application des ventouses scarifiées, pour dégorger les vaisseaux. Une obstruction dans la circulation du foie paraît être la cause ordinaire des déterminations partielles du sang, chez les goutteux, quoiqu'il y ait des variations considérables dans les symptômes. Quand les régions hypochondriaques droite ou gauche sont affectées de douleur et de sensibilité, c'est de l'un ou l'autre de ces endroits qu'on doit tirer du sang. Si la tête était brûlante, douloureuse et pesante, ce serait au cou qu'il faudrait appliquer le remède, en se rappelant, cependant, que ces symptômes sont secondaires et que la guérison permanente dépend du traitement judicieux des viscères abdominaux. Il est inutile de répéter ici ce que nous avons déjà dit sur le traitement local.

On doit aussi modifier ses procédés curatifs, dans les divers degrés de goutte chronique existans, depuis cette pléthore, et ce reste d'action où les symptômes approchent de ceux de la forme aiguë, et se convertissent même quelquefois en ces derniers, jusqu'à cette langueur et cette débilité nuisibles qui ne sont jointes qu'à l'inflammation la plus faible. Dans ce dernier cas, on peut dire que, quoique l'usage des stimulans et des toniques soit indiqué, et demande parfois la préférence, on n'en doit pas moins employer dans une étendue convenable les purgatifs et les correctifs. Le sous-carbonate neutre d'ammoniaque est un remède très-utile, quand le traitement stimulant est indiqué, et l'on peut y joindre avantageusement la décoction d'aloës composée, l'infusion de gentiane et l'eau de menthe poivrée : on conseillerait aussi la pillule altérante.

Quant aux symptômes spasmodiques et nerveux qui sont en rapport avec la débilité et la sensibilité morbide dc l'estomac, on les combattrait occasionnellement par un remède stimulant antispasmodique, tel que la réunion de la confection aromatique et du carbonate d'ammoniaque, ou l'éther avec la mixture camphrée : on évitera toutefois de trop familiariser le malade avec les remèdes de ce genre.

Dans certain états de débilité et de désordre général, où tombent quelques goutteux perclus, et dans des cas anomaux de maladie, où la goutte, quoique non existante, est soupçonnée, et où les symptômes sont une langueur excessive et même une privation partielle de mouvemens qui menace d'une paralysie générale, il est ordinaire de chercher à exciter un accès de goutte par divers moyens stimulans.

L'utilité de cette pratique n'est certainement pas aussi bien démontrée que les difficultés que l'on trouve pour lui faire remplir son but, et d'ailleurs elle ne semble pas être justifiée par les avantages que procure accidentellement la nature, au moyen de la production spontanée d'un paroxisme. Il est toujours nuisible, et quelquefois dangereux, de donner une forte impulsion à une circulation affaiblie, et l'on ne peut nier que les moyens actifs adoptés aussi imprudemment, pour amener la goutte, ne puissent, au lieu d'elle, produire l'apoplexie. Je crois qu'en de telles occasions, la véritable méthode de traitement consiste dans une attention régulière et constante aux fonctions digestives, par le moyen du régime et des remèdes que nous avons déjà fait connaître.

Le savant docteur Heberden observe, à ce sujet, que dans les maladies chroniques que l'on peut soupçonner de tenir à la goutte, il n'est pas d'une bonne pratique de conseiller les eaux de Bath, ou les autres remèdes qui sont supposés donner la goutte, si ces remèdes sont impropres, quand les maladies en question naissent d'autres causes, et qu'on doit se contenter alors de mettre la santé générale dans le meilleur état possible, en améliorant l'appétit et les digestions, et en soulageant les symptômes urgens (1).

---

(1) Commentaries on the history and cure of diseases, page 45.

Les eaux de Bath, judicieusement employées, sont incontestablement un remède très-utile, dans quelques états de la constitution, consécutifs à la goutte. Néanmoins les auteurs (1) semblent fort bien s'accorder pour les défendre, quand il y a quelque indice de la diathèse inflammatoire.

Le docteur Parry m'apprend que les eaux de Bath ne sont utiles sous aucune forme, durant les paroxismes de goutte, ou lorsqu'il existe, dans les intervalles, quelque disposition inflammatoire.

Ces eaux paraissent être éminemment avantageuses dans cette dispepsie goutteuse qui est jointe à une circulation languissante et à un grand défaut de l'énergie nerveuse, lorsqu'il n'existe en même temps ni congestion organique, ni tendance inflammatoire, et les

(1) Le docteur Gibbes, en même temps qu'il vante l'efficacité des eaux de Bath, pour soulager l'état de faiblesse dans laquelle sont laissés les malades, après un accès intense de goutte, observe que le bain chaud est très-dangéreux, quand la goutte est sur le point de céder. Il a vu résulter des conséquences extrêmement fâcheuses de l'imprudent emploi de ces bains dans un semblable état. — Treatise on the Bath Water, vol II, p. 34.

éloges des auteurs et des malades s'accordent sur ce point pour justifier la réputation qu'elles ont acquise.

L'influence d'un endroit agréable, le repos de l'esprit qui suit l'abandon absolu des affaires, la régularité plus grande des habitudes de vie, le changement d'air qui, par lui-même, est un remède puissant, et la persuasion des avantages qu'on doit retirer, tous ces moyens, disons-nous, concourent à procurer du soulagement, et à effectuer ces guérisons qu'on attribue aux eaux de Bade.

J'ai recueilli, près de plusieurs malades, des renseignemens sur les effets des eaux de Bath, et je vais rapporter ceux qui m'ont paru les plus intéressans.

Un malade, âgé de 41 ans, dont la constitution était très-affaiblie par des attaques fréquentes de goutte, et qui était entièrement doué du tempérament nerveux, éprouvait des douleurs chroniques et une grande faiblesse des membres, dans les intervalles des paroxismes. Il fit usage, pendant les trois mois d'été, des eaux de Bath, à l'intérieur et à l'extérieur. Le *hot Bath* lui occasionnait à l'estomac une sensation remarquable de pesanteur et de froid. Le *Cross Bath* ne produisait pas de semblables effets ; mais, en continuant l'usage, il se sentait plus faible et plus languissant qu'à l'ordinaire. Il quitta *Bath*, sans avoir obtenu ni soulagement des membres, ni amélioration quelconque de sa santé.

Un malade, âgé de 28 ans, d'une constitution en apparence robuste, eut le gros orteil du pied gauche entrepris pendant son second accès. Des sangsues qu'on appliqua, à diverses reprises, sur la partie, produisirent du soulagement. Au bout de trois jours, l'articulation du pied droit s'affecta, et l'on eut recours de nouveau aux sangsues. L'inflammation en fut à peine diminuée, et le genou droit devint malade très-rapidement. Un grand nombre de sangsues fut encore appliqué sur ce genou, et avec un avantage apparent ; néanmoins, le genou gauche participa immédiatement à l'affection, et le malade assure que toutes les parties, ainsi traitées par les sangsues, restèrent extrêmement faibles, et sujètes à des douleurs chroniques pendant neuf mois : il se détermina alors à se rendre à Bath.

Il y prit les bains, reçut la douche sèche (ainsi nommée, parce qu'en en faisant usage, il n'y a qu'une seule partie du corps qui soit mouillée, tandis que le reste demeure sec), sur les parties les plus affaiblies, pendant treize semaines, en même temps qu'il buvait régulièrement les eaux. Il revint complètement guéri. Une dame, âgée de 54 ans, d'une forte constitution, mais d'un tempérament nerveux, souffrant des douleurs chroniques, une faiblesse des membres et des spasmes de l'estomac, par les causes les plus légères, se mit à l'usage ordinaire des eaux. Une détermination fâcheuse du sang vers la tête, et la confusion des idées qui en était la suite, l'obligèrent bientôt à les discontinuer à l'intérieur. L'immersion générale causait de la langueur et augmentait la débilité; mais la douche sèche, tant sur l'estomac que sur les membres affaiblis, produisit les meilleurs effets.

Un malade, âgé de 33 ans, d'un tempérament nerveux, d'une faible constitution, ayant fréquemment, souffert d'une manière cruelle, de la goutte et du rhumatisme, et affligé de douleurs de goutte chronique qui avaient été amenées par l'exposition au froid, après l'usage du bain chaud, vint à Bath et y prit régulièrement les eaux, en buvant deux verres par jour, et en baignant trois fois par semaine. Il continua de la sorte, pendant trois mois, en omettant tous les remèdes, à l'exception de quelques pilules ordinaires, pour régulariser l'action des intestins. Avant de boire les eaux, son urine déposait un sediment briqueté très-copieux, mais, au bout de quelques semaines de leur usage, cette apparence devint rare. Il se trouva beaucoup mieux sous le rapport de l'appétit et de la liberté d'esprit. Quant aux effets locaux des bains, il assure que, pendant qu'il les prenait, il avait moins de roideur et de mal-aise qu'à l'ordinaire, mais que cet amendement ne fut que passager. Il employait une température de 97° à 100". Il quitta Bath, sans avoir obtenu le moindre avantage matériel.

Peu après cette époque, ce malade s'étant confié à mes soins, j'observai chez lui des indications très-manifestes d'un état morbide du foie, et je dirigeai mon traitement en conséquence. Les articulations des pieds étaient très-tuméfiées, les tégumens offraient de l'œdème, et l'un des genoux avait acquis un volume considérable, par la distension de sa capsule synoviale. Tous les muscles des extrêmités inférieures étaient grêles, relâchés et très-faibles, et éprouvaient une gêne extrême. Je recommandai les lotions ordinaires avec l'eau salée, sur la totalité des membres, l'application du liniment stimulant sur les parties les plus faibles, et des frictions méthodiques, soir et matin. Les résultats de ces moyens furent prompts et satisfaisans et actuellement encore le malade les continue.

Un malade, âgé de 55 ans, robuste et pléthorique, fut attaqué, pour la première fois, de la goutte, à l'âge de 29 ans (sans disposition héréditaire), et souffrit, au commencement de l'automne, un paroxisme intense qui fut régulièrement et heureusement traité. Au mois de septembre, étant presque convalescent, il se rendit à Bath, comme il avait coutume de le faire. Voici le rapport qu'il m'a transmis de ce qui lui était arrivé : « Après la préparation ordinaire, par le remède apéritif, je recommençai l'eau de *Cross Bath*, à la dose d'un verre de moyenne grandeur, avant déjeûner, et de la même quantité, avant le dîner. Elle me réussit comme dans les occasions précédentes, en me donnant toujours un appétit excellent et une liberté d'esprit extraordinaire. Néanmoins, au bout de huit jours, je m'aperçus très-distinctement de l'approche de la goutte dans les pieds, et en peu de temps, je fus presque perclus. Mon médecin regarda l'eau comme trop stimulante, et me conseilla d'en cesser l'usage. J'observerai que, pendant cette attaque, je n'eus aucun soupçon de fièvre; que ma langue ne se décolora pas, ainsi que de coutume, et qu'il n'y eut pas la plus légère apparence de sédiment briqueté dans mes urines. Toutefois, après que le gonflement des articulations des pieds eut cessé, je fus encore tourmenté par des douleurs erratiques qui parcouraient ces parties. On me conseilla alors d'essayer les effets du *King's Bath*, sans en prendre les eaux à l'intérieur. Je me baignai en conséquence de deux jours l'un, et j'en obtins une diminution sensible des douleurs des pieds; ce qui m'engagea à en continuer l'emploi pendant cinq semaines. J'en retirai des avantages très-satisfaisans. »

3. J'ai à considérer un état chronique de goutte provenant aussi d'attaques aiguës répétées, où il est survenu de grands changemens locaux de structure : le système nerveux est très-sensible à l'influence des causes externes; mais les fonctions naturelles sont pour la plupart dans une condition saine.

J'ai présumé, dans les cas de ce genre, que la constitution avait conservé une puissante énergie; ce qui n'a guères permis aux effets fâcheux de la goutte d'attaquer d'autres parties que les membres. Le rhumatisme est souvent enveloppé sous cette forme de faiblesse chronique, et le malade est extrêmement sensible aux vicissitudes atmosphériques, et surtout à l'humidité et à un air froid humide.

Quelquefois le malade se lève bien portant; est fort en apparence; mais, après un léger exercice, principalement si une humidité défavorable règne alors, ses articulations deviennent souffrantes, et il est presque incapable de mouvemens. Les symptômes sont très-variables dans les différens cas. Quelques malades dissipent, en marchant, les symptômes qu'ils éprouvaient le matin. L'un d'eux m'informe que, dans certaines occasions, il se couche avec de tels avant-coureurs de la goutte, qu'il s'attend à un accès pour le lendemain matin, et, qu'au lieu de l'accès, il se lève si soulagé et si alerte, qu'il est en état d'aller chasser. Au milieu des douleurs et des fréquentes menaces d'inflammation qui surviennent continuellement alors, la combinaison d'un narcotique et d'un sudorifique me semble particulièrement utile ; et c'est dans cette vue qu'on peut conseiller, comme un remède très-estimable, la poudre d'ipécacuanha composée, à petite dose, deux ou trois fois dans les 24 heures, en apportant en même temps une stricte attention sur l'action des reins et du tube digestif. On ne doit pas oublier, dans cette forme de maladie, les grands éloges que méritent le stramonium et le lactucarium réunis, d'après les bons effets que je leur ai vu produire nombre de fois. L'amélioration de l'état des membres malades et affaiblis réclame notre attention particulière.

C'est dans des cas très-graves de cette espèce, que l'usage des bains tièdes est ordinairement le plus utile, et c'est alors aussi que ceux de *Buxton* promettent des effets très-satisfaisans.

Autant que je puis établir un jugement, à cet égard, je préférerais, comme remède, dans certains états de faiblesse et de douleurs chroniques, les eaux de Buxton à celles de Bath, et cette opinion est en rapport avec le résultat de mon expérience, qui m'a appris qu'une température tiède est toujours utile, tandis qu'une température élevée est, en général, nuisible aux parties goutteuses. Je fus consulté par un malade perclus de goutte et de rhumatisme, qui, après avoir essayé inutilement les bains chauds, persévéra pendant plusieurs mois dans l'usage du bain de vapeur : les membres devinrent plus faibles, et il ne se trouva soulagé, sous aucun rapport. Il a retiré un très-grand bénéfice des lotions avec l'eau salée tiède, et des frictions attentives avec un liniment modérément stimulant.

Je recommande, en toute confiance, cette méthode de traitement, comme tonique et préservative, à un très-haut point, lorsqu'on a employé antérieurement des moyens relâchans. Les simples frictions suffiront, pour l'ordinaire, à moins que l'énergie des parties ne soit presqu'entièrement perdue; et, dans ce cas, les linimens stimulans aideront beaucoup l'effet des frictions.

Pour en revenir à Bath et Buxton, je citerai le passage suivant du docteur Heberden, touchant Bath (1). « Je n'ai jamais pu observer aucun bon effet de l'usage externe de ces eaux, dans les maladies arthritiques, soit pen-

(1) Commentaries, p. 51.

dant la durée de l'affection, soit en son absence : au contraire, il m'a toujours paru augmenter la faiblesse des membres. Les bains de mer ont contribué bien autrement à rétablir les forces des personnes goutteuses, et plusieurs d'entr'elles s'en sont servi avec sûreté et avantage, dans les intervalles de leurs accès. »

On est forcé d'admettre, comme une vérité générale, que l'emploi des bains de mer peut quelquefois être très-utile à un goutteux; mais il est nécessaire, en même temps, de renfermer cette assertion dans des bornes plus étroites.

Il me semble que l'on doit toujours examiner soigneusement l'état ou la tendance pléthorique, si ordinaire aux goutteux, avant de prendre la détermination de leur conseiller les bains froids. La circulation, arrêtée tout-à-coup à la surface, peut se diriger d'une manière défavorable, et l'influence d'un agent aussi puissant que l'immersion froide doit être dangereuse, en proportion de la pléthore, de la congestion locale, ou de la tendance immédiate à la goutte, qui peuvent exister. Si l'énergie des membres est aussi très-en défaut, l'application du froid n'est pas suivie d'une réaction suffisante à la surface, et des douleurs, celles de rhumatisme, par exemple, peuvent survenir. On doit observer que la température du Bain le plus chaud, à Bath, varie entre 108° et 100°: celle de Cross Bath, entre 98° et 94°, et que la température de Buxton Bath va à 82°. Dé-là vient que l'efficacité des deux eaux, comme remèdes, peut être entièrement différente, dans les circonstances en question. Quelques exemples du pouvoir de Buxton Bath, pour soulager les douleurs et la faiblesse des membres, amenées par la goutte chronique, ne seront par sans intérêt. Un malade, sujet au rhumatisme, avait été affecté de la goutte, au gros orteil seulement, pendant son premier accès. Dans les attaques suivantes, les orteils et les articulations des pieds furent entrepris. Il éprouvait aussi une sciatique d'un côté et du rhumatisme en différentes parties, pendant la durée du dernier paroxisme. Toute inflammation étant dissipée, et le malade se trouvant harrassé de douleurs continuelles, et d'une telle faiblesse des ar-articulations, qu'il craignait de perdre l'usage de ses membres; l'on voulut faire l'essai d'un bain chaud ordinaire. Ce moyen, loin de lui procurer du soulagement, ne servit qu'à augmenter la débilité. Dans cet état; il se rendit à Buxton, se baigna régulièrement pendant sept semaines, et guérit parfaitement.

Un autre malade, tourmenté par la goutte chronique et par des douleurs rhumatismales, obtint sa guérison à Buxton, au bout de cinq semaines. Il dit n'avoir retiré aucun avantage sensible avant le quinzième bain.

Un troisième avait souffert une goutte intense dans les deux pieds, dans les orteils, aux talons et aux articulations des pieds. Il avait appliqué, un grand nombre de fois, des sangsues sur les parties enflammées, et n'en avait retiré qu'un soulagement léger : il prétend qu'elles lui causèrent une faiblesse œdémateuse très-grave, qui l'incommoda longtemps après. A une période éloignée du paroxisme, il pouvait marcher plus d'un quart d'heure, sans qu'il survînt un gonflement des pieds, accompagné de beaucoup de fatigues, et d'un mal-aise excessif. Dans cet état, il visita Buxton, et des bains réguliers guérirent ses membres en moins d'un mois.

Sous le rapport du traitement externe, le docteur Saunders prétend que c'est la *température* seule qui doit être considérée comme remède. Si cette idée est juste, ainsi qu'il semble raisonnable de le supposer, un bain domestique, convenablement chauffé, suffirait aux goutteux, et ceux auxquels leurs affaires ne permettent pas de s'absenter, trouveraient, dans leurs maisons, une imitation de Bath ou de Buxton, ou même une température intermédiaire, suivant l'exigence des cas. Je sais que cette idée est plus plausible que praticable, à cause de la grande dépense qu'occasionneraient la construction d'un tel bain, et les arrangemens pour chauffer l'appartement. J'en fais toutefois l'ouverture aux personnes riches.

Le soin du malade doit être d'obtenir tous les avantages possibles du séjour des eaux, par une régularisation convenable des habitudes. La supériorité que mérite un bain tiède, spacieux, sur celui qui est peu étendu, est évidemment due à la liberté des mouvemens et à l'influence avantageuse de l'exercice, que l'on peut se permettre durant l'immersion. Je regrette beaucoup que notre établissement de bains de mer ne possède pas un bain tiède avec une douche semblable. Certains états de rhumatisme et de goutte chroniques seraient plus améliorés par le stimulant de l'eau salée, à une température convenable, que par les eaux même de Buxton; et on épargnerait, en outre, aux malades, les inconvéniens d'un long voyage.

Lorsque des circonstances impérieuses m'empêchaient de procurer à mon malade les avantages de la douche tiède, j'ai, dans quelques occasions, conseillé de faire tomber sur les membres affectés une solution saturée de sel, élevée à une température convenable, par l'addition de l'eau chaude, et le résultat a toujours été plus ou moins satisfaisant. C'est dans ces cas que j'ai insisté sur l'emploi consécutif et très-fréquent des frictions, comme sur un important auxiliaire du traitement. Je crois essentiel d'observer que quelques bains, que l'on adopte, ne font guères plus que le reste du traitement externe, et qu'il ne sont que des aides utiles des remèdes internes. J'ai prévu quelques exemples frappans où l'on n'avait employé que les bains, en négligeant toute espèce de traitement intérieur : il ne s'en était suivi aucun avantage matériel, ou bien une rechute n'avait pas tardé à survenir. Ces observations sont applicables à ce que j'ai vu résulter du bain tiède ordinaire de Bath et de Buxton.

Une dame, d'un tempérament tout-à-fait nerveux, après un paroxisme intense, fit l'essai d'un bain de mer tiède, pour améliorer l'état de ses membres. Aucun traitement convenable n'ayant été prescrit, ses organes digestifs se trouvaient encore dans une condition morbide. Le bain produisit une telle sensation de resserrement à la poitrine, et de gêne dans la respiration, qu'elle ne put en continuer l'usage. Ses effets furent assez avantageux sur les membres affaiblis.

Un mode de traitement distinct devient nécessaire dans ces cas de goutte chronique, où, par suite de la négligence, ou du mauvais traitement, les muscles fléchisseurs des membres sont tellement plus faibles que les extenseurs, qu'il en résulte une contraction permanente des fibres musculaires, et un état de rigidité et de raccourcissement des tendons.

Quand je réfléchis sur la situation déplorable de ces jeunes gens, rendus presque perclus, de ces personnes de moyen âge, accablées d'infirmités qui les font paraître dans la décrépitude, et dont tant d'exemples s'offrent journellement à mes yeux, à la suite d'un traitement inconvenant ou négligé de la goutte aiguë ou chronique, je sens ne pouvoir recommander trop fortement un traitement méthodique et attentif du paroxisme, ni trop insister sur l'importance de la pratique dont je vais maintenant parler, lorsque le premier traitement a été mal conduit et qu'il en est résulté les conséquences dont il s'agit.

Nous trouvons, dans quelques-uns de ces cas, que l'antagonisme des muscles est presque détruit, et que le malade, s'il peut marcher sans le secours des béquilles, remue ses bras et ses jambes à angles droits, en se courbant en avant, pour diminuer, autant que possible, la surcharge des genoux et des articulations des pieds. Il s'appuie principalement aussi sur les talons, avec une apparence de crainte et de souffrances. Les muscles extenseurs sont grèles et relâchés; les fléchisseurs sont grèles aussi, mais contractés et roides. Les jambes, et particulièrement les pieds, éprouvent un grand froid, et la circulation languissante des extrêmités communique souvent une teinte bleuâtre à la peau.

Les capsules synoviales des différentes articulations sc ·· distendues, sensibles, et parfois très-augmentées de volume. Cela arrive principalement à l'articulation du pied, autour de l'articulation du genou, au jarret et à la tubérosité de l'ischion. Les ligamens sont épaissis, contractés et très-sensibles, et ces causes, suivant leur degré, produisent une perte générale ou partielle des mouvemens des membres. Quant au traitement méthodique, il sera couronné d'un succès parfait, ou suivi simplement de quelque amélioration, selon la durée, l'intensité de ces mêmes causes, et aussi selon les autres circonstances accessoires.

Les bains ordinaires chauds ou tièdes, offrent rarement quelque avantage ; et, dans certains cas, ils paraissent même augmenter l'influence. Le procédé de rubéfaction, prescrit pour la première fois par M. Grosvenor, d'Oxford, est réellement la seule méthode de traitement qui convient dans ces circonstances, puisque c'est en vain, comme je l'ai vu chez trois malades, qu'on appliquerait aux membres languissans l'électricité, les vésicatoires et les autres stimulans. J'ai la satisfaction d'annoncer que, dans cinq cas où divers autres moyens actifs avaient échoué, j'ai procuré, par le traitement en question, les avantages les plus decidés. Deux guérisons complètes ont eu lieu, et les trois autres ne sont pas éloignées, au moment où j'écris. On imaginera sans peine qu'on a besoin de beaucoup de temps et de persévérance pour y parvenir, et qu'il est le plus souvent indispensable de joindre à ce procédé l'emploi des moyens internes.

Ces frictions régulières seront avantageusement aidées par des lotions le matin, avec l'eau salée tiède, par des bandes, et s'il y avait une absence extrême d'énergie, par l'usage du liniment stimulant, le soir.

Les faits intéressans qui suivent m'ont été communiqués par M. Davis, élève de M. Grosvenor, pendant la première partie de son éducation médicale, et très-en état, par lui-même, d'apprécier la valeur de cette méthode.

« Au mois de mai 1815, A. B. vint à Londres, pour des accès de goutte qui s'étaient répétés depuis dix-huit mois dans les genoux et les articulations des pieds. Il en était résulté une dilatation et une distension des capsules synoviales des genoux, un état de contraction des muscles fléchisseurs des membres, une rigidité particulière de leurs tendons, et un développement d'un des genoux de chaque côté de la rotule, offrant au toucher une sensation très-semblable à celle d'un cartilage. La faiblesse et la roideur de l'articulation du pied de ce côté étaient très-considérables, de même que l'épaississement du tendon d'Achille, à l'endroit de son insertion au talon. Le malade, ayant totalement perdu la possibilité de faire agir les articulations des geuoux , ne pouvait remuer , dans sa chambre , qu'avec la plus grande difficulté, malgré le secours des béquilles.

« On lui fit régulièrement des frictions avec la main, soir et matin, pendant une heure et demie, sur les extrêmités inférieures, depuis les genoux jusqu'en bas. Une amélioration graduelle en fut la suite, et après dix semaines de ce traitement, les membres affaiblis recouvrèrent leur tonicité et la liberté ordinaire de leurs mouvemens : les articulations reprirent aussi presque leur apparence naturelle.

» Avant que ce malade eut recours aux frictions, il avait bu les eaux de Buxton, et avait fait usage des bains tièdes de mer, sans le moindre avantage. Durant le temps des frictions, il n'eut pas de retour de goutte, et depuis cette époque, juillet 1815, il n'en a eu que deux attaques très-légères.

» Il fut affecté, pour la première fois, à la fin de 1813, et jusque-là, il avait joui d'une santé robuste et d'une grande activité.

» Le paroxisme, qui le conduisit principalement à l'infirmité en question, provenait de s'être exposé au froid et à l'humidité pendant plusieurs heures, après s'être échauffé par un exercice violent.

La période d'acuité de la maladie dura plusieurs semaines, et, pendant ce temps, il resta au lit, soumis à l'influence des stimulans, et les articulations enveloppées de flanelle.

» Lors de la cession de l'inflammation goutteuse, les articulations des extrêmités inférieures restèrent très-faibles, particulièrement les genoux, et, à la moindre exposition au froid ou au moindre écart de régime, on voyait reparaître quelque légère inflammation goutteuse; ce qui finit par réduire le malade dans la situation dont nous avons parlé. »

Cet exemple prouve, d'une manière frappante, l'influence avantageuse des frictions convenablement appliquées sur les parties dont l'énergie et l'action ont été détruites par l'inflammation goutteuse. Je dis *convenablement appliquées*, parce que j'ai des raisons de croire que si l'on employait des frictions trop violemment, ou avant la disparition de l'inflammation, elles ramèneraient celle-ci, au lieu de produire les effets salutaires dont il est question.

Dans des cas moins graves d'affection des membres, à la suite de la goutte, il sera suffisant d'adopter un traitement plus partiel et plus simple.

Quand les extrêmités inférieures sont œdématiées, ou quand il n'y a qu'une simple distension des capsules synoviales, la compression exercée par une bande circulaire est très-utile. Les veines affaiblies et les tissus tendineux, synoviaux et ligamenteux, en reçoivent un support avantageux. Les crampes douloureuses, qui suivent très-odinairement cet état de relâchement, seront principalement traitées par les moyens internes. Elles sont dues à la sensibilité morbide du système nerveux, et c'est ce qui fait que de semblables remèdes locaux, en communiquant de l'énergie et de la force, rendent un service très-considérable.

Quand les distensions des capsules synoviales sont sensibles et douloureuses, l'application de l'emplâtre de savon sur de la peau doit être ajoutée au bandage serré, modérément.

Dans ces gonflemens arthritiques du voisinage des articulations qui, à la vue, ressemblent à la naissance d'un os ou d'un cartilage, mais qui sont réellement produits par des changemens morbides des tissus ligamenteux, synoviaux et tendineux, et par la distension du tissu cellulaire, les vésicatoires peuvent alors paraître indiqués, et ils ont même été recommandés par plusieurs auteurs (1).

J'en ai fait l'essai dans un cas semblable, en les appliquant sur les parties, à diverses reprises. Le résultat a été moins favorable que dans les autres circonstances où j'avais employé simultanément les lotions, les frictions, le bandage, etc. : en général, on doit éviter l'irritation qui suit un remède douloureux (dans la goutte surtout), quand cette ir-

---

(1) Musgrave, etc. Le docteur Rush parle avec de grands éloges de l'emploi des vésicatoires dans la goutte aiguë et chronique.

ritation n'est pas amplement compensée par d'autres avantages. J'ai entièrement exclu du sujet compliqué, qui m'occupe actuellement, ces formes anomales de désordres sympatiques annoncés par des symptômes variables et très-obscurs, chez des personnes qui n'ont jamais eu la goutte. Cette dernière dénomination n'est appliquée à ces affections qu'en raison du soupçon seul, ou bien par une analogie imparfaite, et par le désir de faire disparaître l'apparence de l'obscurité, en donnant un nom à la maladie qu'on a sous les yeux. Ayant fait précédemment connaître mes objections à cet égard, je vais entrer dans les détails de quelques cas, pour éclaircir la théorie et le traitement de la goutte chronique.

OBSERVATION I.

M. P., âgé de 60 ans, d'une haute stature, robuste, ayant une poitrine arrondie, très-corpulent, offre un exemple parfait de la constitution pléthorique; son tempéramment est sanguin-nerveux; sa disposition irritable; il est habitué à toutes les aisances de la vie : faisant usage d'alimens substantiels dont il ne règle pas la quantité, il ne se livre qu'à des exercices passifs, quoique habitant alternativement la ville et la campagne. La goutte est inconnue dans sa famille; il en fût attaqué, pour la première fois, au gros orteil, à l'âge de 24 ans. Il a eu, par fois, des accès de fièvre, avec ulcération de la gorge; mais la goutte a été presque sa seule maladie. Elle a parcouru la plus grande partie des membres supérieurs ou inférieurs, et elle a tellement produit de faiblesse des ligamens, de rigidité des tendons, de distension des capsules synoviales, et d'épaississement des aponévroses, que dans les pieds, surtout, il en est resté une sensibilité et une gêne permanente des mouvemens. Un œdème alarmant a succédé à quelques-unes de ses attaques aiguës mal traitées, et des transpirations fatigantes ont usé les forces du système, et mis des entraves sérieuses à la convalescence.

Depuis long-temps, les accès aigus sont rares chez ce malade, mais des symptômes chroniques qui ont, par fois, une violence passagère, reviennent, dans l'année, à des intervalles non éloignés, et, quoique moins douloureux qu'anciennement, ils n'en répandent pas moins une grande amertume sur le cours de la vie.

Je visitai ce malade au mois de juin 1814.

Le genou était la partie la plus affectée. Il y avait une grande distension de la capsule synoviale; la peau, fortement tirée, était très-sensible au toucher, enflammée, mais non décolorée. La locomotion s'exécutait difficilement; les pieds, un peu tuméfiés, n'étaient pas entièrement exempts d'inflammation, et des douleurs pulsatives s'y faisaient ressentir. Le malade se plaignait du lumbago, et il assurait que cette attaque, qui durait déjà depuis quelque temps, avait été amenée par l'exposition au froid. Peau tempérée; pouls irritable et offrant 100 pulsations; langue chargée; soif fébrile et perte d'appétit; urine modique, très-colorée et déposant un sédiment briqueté fort abondant; constipation. Le malade a pris de petites doses de calomélas, mais sans l'addition du remède purgatif, en sorte qu'il n'en est résulté aucun effet avantageux.

Je lui prescris la potion suivante, à prendre trois fois par jour.

℞ Magnes. ʒ ss.
Aquæ menthæ viridis. ℥ x.
Aceti colchici. } ana ʒ j.
Syrupi aurantii. }

M. fiat haustus.

On applique constamment dans la journée la lotion évaporatoire, et la nuit, le genou affecté est recouvert de l'emplâtre de savon. La diète est liquide, pendant deux jours, mais ensuite on permet des alimens solides et un peu de vin. Le tube digestif est activement excité; la sécrétion des reins devient bientôt abondante, et au bout d'une semaine le malade se trouve si bien rétabli, qu'il entreprend un voyage éloigné, sans en être trop incommodé.

Pour que sa guérison fût permanente, il aurait besoin d'un régime plus exact que celui auquel il voudra s'astreindre. Très-satisfait de sa guérison présente, il a promis d'observer plusieurs règles essentielles qui, je le crains, ne seront suivies qu'imparfaitement. Les fonctions sécrétoires exigent évidemment l'attention la plus soutenue, et, dans ce cas, comme dans tous ceux où prédomine la constitution pléthorique, les meilleurs moyens prophylactiques sont impérieusement réclamés. J'ai su que la goutte avait été long-temps sans revenir chez ce malade, mais on ne m'a donné aucun autre détail.

OBSERVATION II.

10 février 1815. L'exemple suivant me paraît instructif, en ce qu'il offre la réunion d'une affection grave des viscères, et des symptômes de goutte chronique.

Q. L., âgé de 49 ans, stature moyenne, poitrine arrondie, très-corpulent, visage bouffi, tempérament sanguin, extrêmement pléthorique; veines larges, distendues, et celles d'une jambe, en particulier, variqueuses, présente quelques pustules sur sa peau. Il s'est livré à des excès de table, et n'a pas été plus réservé à l'égard des liqueurs. Il a souffert accidentellement de la gravelle, et il est très-sujet à des hémorrhoïdes douloureuses. Sa première attaque eut lieu à l'âge de 42 ans, et il en resta ensuite exempt pendant six années. Durant toute cette période, il ne s'est astreint à aucun régime; il assure que les intestins n'ont pas toujours exécuté régulièrement leurs fonctions, et qu'il a eu des évacuations hémorrhoïdales très-fréquentes. Depuis, de grands changemens sont survenus à cet égard. La goutte est inconnue dans sa famille. La seconde attaque, qui eut lieu douze mois après, affecta le même genou que la première fois, et seulement cette partie. Six mois se sont écoulés depuis que le gros orteil du pied droit a été cruellement entrepris. Dans ce dernier accès, d'abord le pied droit, ensuite le gauche, puis le pied droit, de nouveau, ont subi une inflammation goutteuse intense, après s'être rétablis en apparence. L'accès a été excité pour avoir marché sur un sol humide, avec une chaussure trop légère, et avoir ensuite conservé cette même chaussure mouillée, pendant plusieurs heures (1).

Les pieds sont œdémateux; la peau est encore légèrement rouge, mais cette couleur disparaît, au moyen d'une compression de quelques instans, et il y a maintenant plutôt du mal-aise dans les parties, qu'une douleur intense. Le malade marche difficilement; il est de temps en temps menacé du retour d'une inflammation active, par des pulsations

(1) Ce malade ne se rappèle pas avoir éprouvé de sensations, avant-coureurs des accès, et la nuit d'une attaque, il a coutume de se coucher avec l'apparence ordinaire de la santé. Il assure néanmoins que, quelque temps auparavant, il s'aperçoit d'un accroissement de corpulence abdominale, d'un état de constipation et d'un défaut de sécrétion de l'urine.

et des picotemens : les crampes des jambes, qui le fatiguent beaucoup au commencement des symptômes aigus, sont encore incommodes.

Pouls plein, fort et offrant 90 pulsations ; peau chaude et très-sèche ; langue très-chargée ; appétit nul ; action des intestins irrégulière, mais le plus souvent constipation ; matières fécales fétides, noirâtres et glaireuses. Le malade se plaint de sensibilité à la pression dans l'hypocondre droit, et à la région épigastrique, surtout au cartilage xiphoïde : je ne puis cependant découvrir aucun engorgement des viscères. L'urine, peu abondante, est chargée d'une quantité énorme de mucosités et de sédiment briqueté : elle rougit le papier bleu ; elle contient un excès d'urée ; elle n'est troublée, ni par l'acide nitrique, ni par la chaleur ; sa pesanteur spécifique est de 1,028. Quatre onces ont donné 9,2 de grains d'acide phosphorique.

Indépendamment de ce dérangement des fonctions naturelles, et de cet état morbide des sécrétions, il a une toux violente, avec gêne de la respiration, dont il souffre depuis plusieurs semaines. L'expectoration est copieuse, mais elle ne soulage pas. La poitrine est serrée, douloureuse, et il y éprouve une grande pesanteur. S'il se baisse, il est constamment saisi d'un spasme alarmant, dans tout le contour du diaphragme. Le soir qui précéda cet accès de goutte, dont il fut entrepris pendant la nuit, il tomba sur le plancher, durant un paroxisme de toux, et il resta quelques minutes privé de sentiment. Il fut soulagé, après avoir rendu, par le vomissement, une grande quantité de matières acides et bilieuses. Maintenant, quand il tousse, sa figure devient souvent noire. Chaque nuit il est tourmenté par le cauchemar et des songes effrayans, et, pendant le jour, il se plaint d'une grande pesanteur de tête et de douleurs accidentelles. Il existe aussi chez lui un état d'hypocondrie très-prononcé.

Toutes les indications, dans ce cas, annonçaient un embarras dans la circulation, réclamant une déplétion active. Je ferai brièvement connaître le traitement qui fut adopté. On n'avait encore employé jusque-là aucun remède.

Seize onces de sang furent tirées du bras. Je prescrivis, de deux nuits l'une, deux grains de calomélas, et autant de poudre antimoniale, avec huit grains d'extrait de coloquinte, et la portion purgative diurétique, deux ou trois fois par jour, selon l'effet produit sur le tube digestif. Quant au traitement local, je me contentai de faire éponger, chaque matin, la peau avec de l'eau salée tiède. La diète, entièrement adoucissante, se composa de laitage, sous toutes les formes, de végétaux, et de *puddings*.

L'évacuation du sang, qui était visqueux et épais, procura un soulagement immédiat, et on obtint un avantage marqué par l'action purgative et diurétique du remède. Trois jours après, tous les signes de plénitude étant encore urgens, on répéta une autre saignée aussi forte que la première, et comme la toux était violente, un large vésicatoire fut appliqué sur la poitrine. Les remèdes précédens furent encore continués pendant dix jours.

Les douleurs arthritiques inflammatoires abandonnèrent le malade au bout de quelques jours, mais il lui resta une faiblesse œdémateuse et des élancemens passagers fort incommodes. L'économie animale étant alors considérablement soulagée, je jugeai à propos, pour fortifier les membres, de joindre à la lotion du matin, l'emploi des frictions, des bandes et d'un liniment modérément stimulant.

Les reins, qui d'abord avaient été suffisamment affectés par le remède, demandèrent alors une excitation plus forte, au moyen de diurétiques plus actifs. En conséquence, on ajouta dix gouttes de teinture de digitale à la potion. Un demi-grain d'extrait d'elatérium remplaça la poudre antimoniale dans la composition de la pilule.

Quinze jours après, on avait obtenu beaucoup de soulagement, mais il restait encore plusieurs symptômes morbides. L'oppression de poitrine était sensiblement diminuée; les accès de toux, quoique moins fréquens, étaient toujours violens, et la tête était lourde et embarrassée : le cauchemar avait cessé. On tira du cou quatorze onces de sang, au moyen des ventouses. On prescrivit un mélange d'opium et de scille, à prendre occasionellement. Les gencives étant ulcérées, on suspendit la préparation mercurielle. L'action du tube digestif et des reins fut entretenu au moyen de la potion prise deux fois par jour, et d'une pilule contenant deux grains de digital, un quart de grain d'elaterium et un demi-grain d'opium, donnée chaque soir. L'apparence des matières fécales devint meilleure, et l'urine fut de temps en temps claire, légère, et d'une moindre pesanteur spécifique, mais parfois aussi elle revient presque à son premier état.

Au commencement de mars, la situation du malade fut matériellement améliorée. L'appétit se remontra bientôt; le sommeil devint le plus souvent tranquille et réparateur : la respiration fut libre et la toux ne reparut plus qu'accidentellement : la peau, fortement altérée par une teinte jaunâtre, revint à son état primitif. L'esprit fut beaucoup plus libre.

Les sécrétions, quoique changées en mieux, ne sont pas parvenues au point où elles doivent être. Le côté droit de la région épigastrique est encore légèrement sensible. En conséquence, on fait pratiquer, chaque soir, une friction sur cette partie, avec un demi-gros d'onguent mercuriel, jusqu'à ce que les gencives soient affectées de nouveau d'une manière sensible. On prescrit un apéritif amer, à prendre deux fois par jour : on permet, de deux jours l'un, quelque viande légère, de la petite bière pour boisson, ainsi qu'une diète restaurante. Les membres sont alors presque rétablis.

Au bout de dix jours, les gencives redeviennent légèrement sensibles, et l'on suspend de nouveau la friction mercurielle et tous les autres remèdes. On conseille le grand air et l'exercice toutes les fois qu'il fera beau.

La semaine suivante, le traitement fut repris.

Vers le milieu d'avril, le malade se trouva rétabli, et il recouvra l'apparence d'une santé parfaite.

Je fis alors un examen comparatif de l'urine. Elle était d'une couleur d'ambre légère, sans autre sédiment que le nuage muqueux ordinaire. Sa pesanteur spécifique était de 1,0168 (voyez l'observation IV). Quatre onces donnèrent 2,97 de grain d'acide phosphorique. La quantité d'urée et d'acide urique avait aussi diminué, et en apparence, dans les mêmes proportions relatives que l'acide phosphorique. L'action des intestins était régulière, et les matières fécales présentaient une apparence saine.

Je conseillai un exercice journalier, un régime modéré, et une abstinence totale des liqueurs fermentées et spiritueuses. Je permis deux ou trois verres de vin d'Espagne, chaque jour; les membres furent traités avec l'eau salée, à la manière ordinaire. La constipation dut être combattue soigneusement par la pilule purgative, et j'ordonnai, au moindre indice d'altération des sécrétions du tube digestif ou des reins, cinq grains de pilules de calomélas composées.

Dans ce cas très-grave, les efforts de la nature, en produisant un accès de goutte, n'ont pas, en apparence, soulagé l'économie animale. Il y eut un moment où l'apoplexie était imminente, et, pendant un temps considérable, une congestion évidente dans les poumons fit craindre une rupture des vaisseaux.

La sensibilité des régions hypocondriaque et épigastrique, le spasme du diaphragme, lorsque le malade se baissait, la plénitude continuelle des vaisseaux hémorrhoïdaux, la noirceur des sécrétions alimentaires, étaient autant de marques frappantes d'une obstruction du foie et d'une congestion dans la circulation de la veine-porte. Ces causes réunies avaient occasionné un grand trouble dans la tête et dans tout le système nerveux.

L'état comparatif des sécrétions, pendant la maladie, et ensuite au retour de la santé, et la différence remarquable qui se trouvait à ces deux époques, dans les principes salins et animalisés de l'urine, méritent une observation attentive.

Je revis ce malade au mois de février 1816: il me rapporta qu'il avait passé l'été en parfaite santé, et sans tousser. Au bout de quelques mois d'un régime sévère, il s'en fatigua, et il revint à un libre usage du porter, et probablement des autres liqueurs. Pendant l'hiver, il a encore éprouvé un peu de toux; mais aucune menace de goutte. Ses écarts de régime avaient produit la pléthore. Il se plaignait de toux, de chaleur accidentelle de l'estomac et de maux de tête consécutifs. Il est certain que les premiers symptômes reparaîtront, si les habitudes de vie ne sont pas entièrement réformées; et cela sera d'autant plus fâcheux, qu'avec des soins et de la prudence, on pourrait assurer le rétablissement parfait de la santé.

OBSERVATION III.

Une dame, âgée de 57 ans, pléthorique, mais d'un tempérament nerveux, est sujette à la goutte depuis onze ans. Il y a douze ans, elle souffrait un mal-aise continuel du côté gauche, qui, quelquefois, ressemblait à cette sensation particulière qu'on éprouve lorsqu'un abcès se forme. D'après l'augmentation de volume de la partie qui, dit-elle, est survenue en peu de temps, et aussi d'après les déjections copieuses de sang noir qui ont eu lieu par les selles, je présumai que la rate était dans une état de congestion et d'inflammation chronique. L'estomac souffrait sympathiquement; et, outre ces accidens, la malade vomissait quelquefois du sang noir. Elle assure avoir reçu un soulagement délicieux, par l'application répétée des ventouses sur le côté. Elle a, depuis plusieurs années, des hémorrhoïdes accompagnées d'hémorragies fréquentes et considérables. Elle a été très-exposée à des douleurs et à un embarras de tête, avec une sensation de pesanteur excessive. La malade est souvent dyspeptique et sujette à l'abattement d'esprit. La goutte n'a épargné presqu'aucune partie de son corps, et plusieurs des attaques ont été produites par des causes très-légères.

A ma première visite, je trouvai cette malade cruellement attaquée de la goutte aux pieds et aux mains. Cet accès a été amené par une exposition accidentelle au vent d'est, par un jour brumeux du mois de novembre. Les parties affectées sont extrêmement tuméfiées et d'un rouge vif. La malade se plaint de pulsations, de picotemens, de déchiremens intenses et de crampes fréquentes. Sa figure porte l'empreinte d'une grande anxiété et de vives souffrances. La peau est jaune; le côté gauche, sensible à la pression, offre des signes évidens d'une congestion viscérale. Respiration embarrassée, toux incommode, appétit nul, flatuosités gênantes dans l'estomac. Vomissemens de matières jaunes ou vertes, et selon que l'une ou l'autre de ces couleurs prédomine, ces matières sont, d'après la malade, plus sensiblement amères ou acides : leur viscosité est excessive. J'en vis une portion qui avait une telle apparence de pus, que je fus curieux de l'examiner attentivement : je trouvai que c'était un mucus très-concentré (1). L'urine déposait le plus ordinairement un sédiment briqueté, et l'action du tube digestif annonçait également une action morbide du foie.

---

(1) J'ai employé la méthode ingénieuse, recommandée par le docteur Young (introduction to medical litterature, p. 546), pour la distinction du pus et du mucus : on regarde, devant une chandelle, à travers des morceaux de verre plat, le fluide soupçonné. On conclut que c'est du pus, s'il se manifeste un cercle de rayons colorés, et *vice versâ*. J'ai souvent fait cette expérience, et elle m'a constamment réussi.

Outre les détails déjà connus, la malade rapportait que, pendant l'hiver, il lui semblait avoir des douleurs rhumatismales partout, et que les crampes, ainsi que les autres sensations pénibles de l'estomac et du côté, étaient surtout incommodes quand les membres allaient bien; tandis que c'était tout le contraire, lorsque la goutte occupait les membres. J'appris que son idiosyncrasie était si extraordinaire, que la salivation survenait chez elle, si l'on répétait trois fois, ou même deux fois, une petite dose de préparation mercurielle, à de courts intervalles. L'action de l'opium sur ses nerfs était également sensible, et elle déclarait redouter davantage un remède où il entrait, que toutes les douleurs possibles.

J'éviterai les détails sur le traitement, qui ne pourraient être que fastidieux, et je me bornerai à une analyse rapide. Les symptômes inflammatoires furent promptement et favorablement dissipés par la potion purgative diurétique, prise d'une manière régulière, par l'usage fréquent de la lotion, et par des doses occasionelles de la pilule de sous-muriate de mercure et de poudre antimoniale. On combattit également la douleur et les spasmes par les pilules de lactucarium et de stramonium réunis, qui ne produisirent aucun fâcheux effet sur le système nerveux: le côté fut soulagé par un vésicatoire, et si ce moyen n'avait pas réussi, on y aurait ajouté le secours des ventouses. Après un certain intervalle, on prescrivit, pour fortifier l'estomac, la potion dans laquelle entrait un carbonate en effervescence dans le jus de limon, et l'on donna aussi les pilules dont nous avons fait mention au même endroit; mais le système repoussait tellement les toniques, qu'on ne pouvait donner ces remèdes plus d'une fois par jour, sans produire consécutivement un peu de chaleur et d'irritation: on ne les fit donc continuer journellement qu'une fois à midi, et l'on y associa chaque soir les pilules ou la potion avec le colchique, et tous les cinq jours la pilule mercurielle. Si l'on eût administré celle-ci plus souvent, je suis sûr que la fièvre et l'irritation mercurielles en eussent été les suites. Les membres affaiblis, dès que la sensibilité inflammatoire les eut quittés, furent traités très-heureusement par des lotions, le matin, par des frictions attentives, des bandes, et occasionellement par un liniment. Le lait d'ânesse faisait partie du régime. J'ai le plaisir d'ajouter qu'au bout de deux mois, la malade était en pleine convalescence, et qu'elle jouissait d'un accroissement de force, de courage et de mieux-être qu'elle n'avait jamais osé espérer.

Je terminerai l'exposé général de la goutte chronique, par une courte discussion sur le traitement.

DES CONCRÉTIONS GOUTTEUSES.

Ces concrétions, dont j'ai déjà parlé dans plusieurs endroits de mon ouvrage, et dans les observations I, II, VI, XII, étaient représentées par les anciens comme constituant le genre tophacé (1) de la goutte. Sydenham, après tous les auteurs humoristes des siècles antérieurs au sien, les croyait composées d'une matière goutteuse, indigeste, répandue sur les articulations, et amenée à l'état de dureté qui lui est propre, par la chaleur et la douleur de l'articulation. Vanswieten parle de cette matière calcaire, comme étant d'abord

(1) Mot générique dérivé de l'hébreu, pour exprimer concrétion.

disposée à circuler dans les vaisseaux, et il la considère comme un dépôt de la circulation. Dans la persuasion où il est que ces concrétions sont d'une véritable nature calcaire, il les dit solubes dans les acides, et il conseille, comme dissolvant, l'acide nitrique uni à l'huile de térébenthine. Il est réellement curieux de lui voir recommander, comme remède, d'après son expérience prétendue, l'acide dans lequel le composé urique est le moins soluble. Cependant il remarque ensuite que les applications alcalines ont été plus généralement employées, et par lui-même, à ce qu'il prétend, avec beaucoup de succès. Telles sont les conclusions incomplètes auxquelles cet auteur distingué a été conduit par l'ignorance universelle de la chimie, où l'on était de son temps.

Lors du premier dépôt du composé urique, qui constitue ces concrétions, les remèdes peuvent, en grande partie, si ce n'est entièrement, obvier aux inconvéniens qui seraient certainement produits par la négligence. D'après la prompte solubilité de l'acide urique dans la liqueur de potasse pure, j'ai pensé à l'emploi de ce remède appliqué extérieurement, et dans trois exemples de dépôt récent, il fut suivi d'un succès tel que la concrétion, qui était visible sous la peau, se dissipa graduellement. Je m'en suis servi en frictions qu'on répétait deux ou trois fois par jour, après l'avoir étendu dans partie égale de lait d'amandes, récemment préparé. Si, dans cette proportion, il irritait la peau, on pourrait l'affaiblir davantage; mais j'ai ordinairement trouvé que, de la sorte, il n'occasionnait pas d'accidens.

Quand les concrétions sont anciennes, et qu'elles sont très-endurcies, leur absorption est difficile, et peut-être même impossible.

Dans ce cas, on ne doit pas cependant les abandonner. Un malade, à qui j'ai donné mes soins, éprouvait, depuis long-temps, des douleurs et une inflammation occasionelle à la suite de la tuméfaction des capsules synoviales des deux mains. La distension et la dureté extrême qu'elles avaient acquises, leur donnaient l'apparence de tumeurs osseuses considérables. A l'examen, il était évident que ces capsules étaient remplies de matière urique. L'usage du liniment alkalin amena rapidement la diminution des tumeurs; en sorte que la peau, très-tirée, se relâcha, et que le mouvement des doigts fut beaucoup plus libre.

Un malade, chez lequel la concrétion était sortie d'lele-même à travers le tissu cellulaire, le derme et l'épiderme, vit disparaître le reste du depôt par l'application du liniment.

Comme corps étrangers, ces concrétions produisent accidentellement une irritation ulcéreuse, et des ulcères consécutifs, qui exigent un traitement chirurgical (1). Hunter remarque, à leur occasion, qu'elles laissent les parties fort peu disposées à l'inflammation: la matière calcaire reste des années sans produire ce procédé, et ne le produit même jamais que par sa quantité (2).

Quand au traitement constitutionnel de cette disposition particulière des vaisseaux exhalans, il me semble très-douteux que l'on puisse rencontrer quelques remèdes pourvus d'une action spécifique, comme agens chimiques, quoique j'avoue avoir eu ce prin-

(1) Voyez un mémoire sur ce sujet, par M. Moore. — Medical and chirurgical transactions, vol. 1, p. 112.

(2) M. Brodie m'apprend qu'il est parvenu à exciter cette action morbide des vaisseaux, par l'application occasionelle du nitrate d'argent, sur la surface ouverte malade.

cipe en vue dans la pratique que je vais indiquer. Les fonctions digestives des personnes chez lesquelles se fait cette opération morbide, sont ordinairement faibles et irrégulières, et ces mêmes personnes sont très-disposées aux acidités de l'estomac. Je crois que le foie était plus ou moins malade dans chaque cas où j'ai rencontré ces concrétions, et qu'en conséquence, un traitement correspondant devrait être poursuivi, toutes les fois qu'il se présente de semblables indications. Relativement à la sécrétion *auxiliaire* d'acide urique qui nous occupe actuellement, il serait à propos d'essayer l'action de la magnésie réunie à la liqueur de la potasse. Je propose, à cet effet, la formule suivante :

℞ Magnes. gr. x ad ℈j.
Mist. amygd. ℥ xiv.
Liquor potass. ♏ xx. ad ʒj.
Syr. Tolutani ʒ j. — M.

Fiat haustus, bis quotidiè sumendus.

Un goutteux intelligent m'apprend qu'il fut incommodé, il y a quelques années, de concrétions calcaires, dans plusieurs doigts, et qu'il eut même, dans un doigt, un suintement accidentel de matière calcaire. Il ajoute, qu'au moyen de la magnésie prise journellement et régulièrement, toutes les pierres calcaires ont graduellement disparu. En examinant les doigts, je ne trouve actuellement qu'une trace très-légère de concrétion, dans une des capsules synoviales. Les malades se trompent si souvent, en croyant avoir des pierres calcaires, tandis qu'ils n'ont réellement que des nodosités des tendons, ou une induration des petites capsules synoviales, que je ne puis admettre l'histoire de cette guérison avec une entière confiance.

Les cas de ce genre exigent presque indispensablement une persévérance à toute épreuve, dans l'emploi des moyens qui ont été adoptés. Le doux traitement qui fut suivi, chez trois malades qui avaient des concrétions, et en même temps un dérangement très-prononcé des fonctions du foie, eurent une influence décidée pour favoriser l'absorption de la matière urique; et, d'après le peu d'expérience que j'ai sur cette déviation particulière du cours naturel de la goutte, j'ose affirmer qu'on peut produire beaucoup de bien, par des remèdes et un régime appropriés.

Sydenham, en traitant cette partie de son

sujet, fait l'observation suivante, qui, sans être fondée sur une saine pathologie, n'en mérite cependant pas moins notre attention : « J'ai éprouvé, pour ce qui m'est personnel, que, non-seulement la génération de ces concrétions peut être prévenue par un exércice journalier et long-temps prolongé, qui, en distribuant convenablement les humeurs goutteuses dans tout le corps, les empêche d'attaquer un endroit particulier ; mais qu'en outre, ce même moyen dissout également les concrétions anciennes et dures, pourvu qu'elles ne soient pas venues au point de changer la peau externe en leur substance. »

DE LA GOUTTE RÉTROCESSIVE.

Lorsque, durant l'existence de l'inflammation goutteuse, aiguë ou chronique, on voit survenir une cessation soudaine de l'action externe, il arrive quelquefois qu'un organe interne est immédiatement et violemment affecté. Cet accident a-t-il lieu dans le milieu d'un paroxisme? Les symptômes sont aigus et rapides, tandis qu'ils sont lents et peu marqués, si la goutte chronique était alors présente. Dans les deux cas, ils sont en relation avec l'état antérieur du système.

La rétrocession de la goutte pendant le paroxisme, qui constitue le danger dont j'ai maintenant à parler, est une circonstance rare, qui n'arrive probablement jamais que par le défaut de soins du malade, ou par l'usage de quelque remède contre indiqué.

La métastase est plus disposée à se faire sur l'estomac, ou le tube digestif, ou sur l'une et l'autre successivement. Les symptômes qui la dénotent dans l'estomac, sont une douleur excessive, des spasmes et des vomissemens. Si le tube digestif est plus distinctement affecté, une entérite du genre le plus sérieux se déclare, et les vomissemens, qui l'accompagnent ordinairement, sont plus ou moins répétés, suivant que le siége de la maladie est plus ou moins éloigné de l'estomac. Le danger est pressant dans ces deux cas, et et si l'on ne produit pas promptement du soulagement, la mort ne tarde pas à avoir lieu.

La métastase, sur le cerveau, amène une apoplexie qui, suivant toute probabilité, ne peut être que funeste.

Le docteur Cullen observe, à l'article de la goutte rétrocessive, que quelquefois la partie interne attaquée est le cœur, ce qui occasionne des syncopes, et que, dans d'autres circonstances, ce sont les poumons qui, alors, sont affectés d'asthme.

Il existe une cause apparente qui rend ces organes moins disposés à être entrepris que le cerveau : c'est la sympathie plus prononcée, établie entre lui et les parties goutteuses, et plus particulièrement la grande tendance à une détermination du sang vers la tête, chez ceux qui sont, depuis long-temps, sujets à la goutte : quant à la raison qui fait que le canal alimentaire est le plus communément le siége de l'action rétrocessive, on pourrait la trouver dans la connexion sympathique active, qui a lieu si souvent entre ce même canal et les extrêmités, durant les phénomènes de l'inflammation goutteuse.

Je n'ai pas encore connu d'exemples de rétrocession sur le cœur ou les poumons. Chez les personnes qui sont soumises à la goutte et à l'asthme, la présence, en quelque sorte alternative, de l'une ou de l'autre, ne saurait être considérée comme une véritable rétrocession, d'après la définition que j'en ai donnée. Dans un cas de goutte répercutée, où les poumons deviendraient affectés, je regarderais la forme actuelle de la maladie, plutôt comme une inflammation que comme un asthme, à moins que ce ne fût chez un individu asthmatique.

On a quelquefois agité une question de théorie sur la propriété de la définition *rétrocession.* « Je serais porté à croire, observe Hunter, que les effets de la goutte sur le cerveau et l'estomac, ne sont pas semblables à ceux qui sont produits sur les extrêmités ; ou que probablement ils ne s'étendent pas aussi loin, sans quoi ils tueraient infailliblement. »

Une discussion qui me paraît utile, sous le rapport pratique, est de démontrer l'identité des phénomènes dans les divers endroits entrepris. Nous voyons qu'un accident certain suit l'antécédent en question, et je conçois, par là, que l'opinion établie d'un transport accidentel de l'action inflammatoire et spasmodique, d'une partie externe, sur certaines parties internes, dans la goutte, est bien fondée, et qu'elle est aussi importante en pratique, qu'admissible en théorie.

Le docteur Cullen parle de deux autres affections, l'une du col de la vessie, produisant de la douleur, de la strangurie et un catarrhe vésical ; l'autre du rectum, n'occasionnant quelquefois qu'une simple douleur, et, dans d'autres cas, amenant des tumeurs hémorroïdales. Il ajoute : « Chez les goutteux, j'ai vu de semblables affections alterner, avec des inflammations des articulations ; mais je n'entreprends pas de déterminer si l'on doit les rapporter à la goutte rétrocessive, ou à la goutte déplacée. »

J'ai vu, chez deux malades, une inflammation chronique de la glande prostate, si curieusement modifiée, par la diathèse goutteuse, que le chirurgien déclara la glande affectée par la goutte.

Je suis déjà convenu que les goutteux étaient sujets, d'une manière remarquable, aux affections hémorrhoïdales, ainsi qu'à un état d'irritation de la vessie et de l'urètre, et j'ai expliqué pourquoi cela avait lieu ; mais je n'ai observé, en connexion avec le paroxisme, qu'une augmentation accidentelle sympathique très-prononcée, et je crois que, dans ces cas, les termes de goutte déplacée ou rétrocessive, en disent beaucoup plus que les phénomènes n'en annoncent.

J'ai remarqué que les goutteux qui sont les plus disposés à être douloureusement affectés par la gravelle, sont aussi les plus sujets aux attaques spasmodiques du diaphragme, ou des muscles abdominaux, accidens qu'ils considèrent toujours comme la goutte dans l'estomac. J'ai vu ces attaques survenir principalement en l'absence du paroxisme, et c'est pourquoi je les appellerai affections spasmodiques, ou spasmes mêlés avec l'action inflammatoire, dans la constitution goutteuse, mais une goutte rétrocessive.

Il me semble juste et indispensable, pour elle, comme pour les autres formes anomales de maladie qui sont, de leur nature, en partie inflammatoires et en partie spasmodiques, de considérer qu'il y a, dans les symptômes, une modification produite par l'influence de l'habitude goutteuse. Ayant déjà traité, avec quelque étendue, cet objet, ainsi que le caractère nerveux de la constitution, ou tempérament arthritique, je vais maintenant considérer les causes éloignées, relatives à la rétrocession.

CAUSES.

La cause la plus fréquente de la véritable goutte rétrocessive, est un changement subit de température, appliqué au corps en général, ou un froid, plus ou moins prolongé, entretenu sur les parties affectées.

Le docteur Home, d'Edimbourg, rapporte, dans ses leçons, l'histoire d'un malade qui s'exposa à l'influence d'un froid humide, pendant que ses pieds étaient légèrement entrepris par la goutte : dans l'après midi, une entérite se déclara, qui, en douze heures, entraîna la mort.

Le docteur Parry m'a appris que, dans le même hiver, il a été témoin de deux exemples d'épanchement dans le cerveau, causé par la rétrocession de la goutte, à la suite d'une immersion des pieds malades, dans l'eau froide.

Un malade, ayant une rechute de goutte dans le pied, due à une entorse, se servit, à plusieurs reprises, d'une lotion froide, s'imaginant que ce ne pouvait être qu'une inflammation ordinaire. La douleur l'aggrava tellement, et il ressentit d'autres symptômes généraux si extraordinaires, qu'effrayé par l'idée d'une goutte interne, il abandonna promptement l'usage de la lotion dont il s'agit.

Un autre malade appliqua sur les parties enflammées une lotion froide, composée de parties égales d'alcool et d'acétate d'ammoniaque, qui parut d'abord soulager l'inflammation. Mais ensuite, il éprouva un spasme de l'estomac si alarmant, que, par crainte, il mit de côté le remède.

Un malade avancé en âge, cruellement tourmenté par la goutte, et d'un tempérament nerveux, appliqua, dans une occasion, sur ses pieds qui étaient très-enflammés, un mélange de laudanum, d'esprit de corne de cerf et d'huile de térébenthine. Il assure que l'action goutteuse fut déplacée des pieds, que sa tête devint immédiatement affectée, et qu'il ressentit quelque chose de semblable à un coin de bois qu'on placerait entre les os, et qu'on ferait entrer de force dans la couronne de la tête. Au bout de quelques heures, la goutte revint aux pieds, et la tête se trouva alors soulagée.

Une grande satisfaction pour moi, est d'annoncer que dans un paroxisme intense consécutif, ce malade fit un usage fréquent de la lotion évaporatoire, avec le succès le plus complet.

J'ai vu dernièrement un malade qui, étant légèrement attaqué d'une inflammation goutteuse aux pieds, marcha sur un sol froid et humide : son estomac devint le siége de douleurs si promptes et si intenses, que, sans les secours qui lui furent donnés à temps, les suites en auraient pu être funestes.

Lorsque le froid est l'agent nuisible, les symptômes internes qui ont lieu, sont probablement, pour la plupart, d'une nature inflammatoire. J'ai formé cette opinion d'après les cas de ce genre que j'ai été à même de rencontrer, ainsi que d'après les renseignemens généraux que j'ai recueillis.

Lorsque le sang est repoussé de la surface, pendant que la diathèse goutteuse est présente, on voit survenir ensuite une détermination extraordinaire de ce fluide vers quelqu'organe interne, et il se déclare en même temps une action inflammatoire caractérisée par une intensité très-grande des symptômes, et par une marche rapide qui lui est presque particulière. Si, néanmoins, la rétrocession a lieu, après l'emploi fréquent de tous les moyens qui réduisent cette même action, les accidens qui se déclareront alors seront probablement d'une nature spasmodique, quoique que le froid ait pu être la cause excitante. L'observation X vient à l'appui de cette assertion.

Des phénomènes, en partie semblables, paraissent être produits par l'influencc accidentelle de certains stimulans qui suspendent l'action goutteuse externe : telle est, par exemple, dans quelque cas, l'opération de l'ellébore, ou de l'effet de l'eau médicinale. Toutefois, quand la cause nuisible est appliquée intérieurement, on observe des différences dans le commencement, et les progrès des symptômes. L'augmentation de détermination du sang vers un organe interne, est ici le premier accident dans la série des actions morbides.

L'influence d'alimens non digestibles donne naissance à une variété de l'affection; mais, dans ce cas, j'ai vu la douleur cruellement intense, dépendre plutôt du spasme que de l'action inflammatoire active. Cette douleur est un signe qui ne manque alors jamais, et, d'après mon opinion, la maladie ne s'étend pas au-delà de l'estomac. Il est essentiel d'observer qne le caractère inflammatoire ou spasmodique de l'attaque dépend matériellement du tempérament de l'individu, et les recherches sur ce point ne doivent pas être négligées.

Les passions violentes peuvent donner lieu à la goutte rétrocessive, mais je ne possède aucun exemple de ce fait.

DIAGNOSTIC.

Il est probablement aussi inutile qu'inconvenant de chercher une distinction pratique entre la maladie qui nous occupe actuellement, et des formes semblables d'affection chez des personnes non goutteuses, ou chez lesquelles la goutte n'existe pas pour l'instant, puisque cette question renferme des considérations théoriques d'une nature trop délicate, pour admettre un raisonnement satisfaisant, tandis que le traitement prompt et actif doit être strictement adopté aux symptômes actuels.

Afin de nous former de justes idées à cet égard, et de savoir si le cas que nous avons sous les yeux est simplement un spasme, ou un spasme et une inflammation réunis, ou bien une inflammation pure, nous devons être nourris des principes d'une saine pathologie. On peut tirer des conclusions utiles, en remontant, de la manière que j'ai fait connaître, à la cause excitante. Dans une attaque purement spasmodique, l'état de rigidité et de contraction des muscles abdominaux, et le soulagement que procure une forte pression, sont des signes très-caractéristiques. Lorsque c'est une simple inflammation, la sensibilité des parties à la moindre pression, ou au plus léger poids, la diffusion plus régulière, quoique plus étendue, de la douleur, la fièvre sympathique qui se déclare sur-le-champ, et la comparaison de la physionomie du malade, suivant les divers endroits de l'attaque, feront suffisamment connaître la véritable nature du mal au praticien expérimenté. Le pouls petit et non distinct, ou plein et oppressé, ou fort et vigoureux, dirigera le jugement d'une manière utile. L'état et l'apparence de la peau, froide et molle, ou dans des conditions tout-à-fait opposées, seront aussi des guides importans.

Le docteur Cullen, et les auteurs en général, paraissent avoir considéré, comme un axiôme constant de pratique, que la débilité et le spasme, et non l'action inflammatoire, s'emparaient de l'organe interne dans le cas de la goutte rétrocessive.

Je suis parfaitement convaincu que l'action inflammatoire est la circonstance la plus ordinaire, et que le spasme seul est beaucoup plus rare. On peut néanmoins s'attendre à rencontrer encore plus souvent l'action mixte du spasme et de l'inflammation. Relativement aux attaques inflammatoires, nous voyons que plusieurs des cas rapportés par les auteurs, se sont évidemment terminés par gangrène (1).

DU TRAITEMENT.

Les moyens de pratique doivent être déterminés, conformément aux faits que je viens d'établir. La vie de notre malade dépend de ces recherches. Dans tous les cas de goutte rétrocessive, le docteur Cullen (2) conseille un traitement entièrement stimulant, et probablement, la même doctrine prévaut dans

---

(1) Morgagni, Ep. 57.—Rush's inquiries and observations, vol. v, p. 153. — Suivant ces autorités, le vomissement noir survenait avant la mort. On voit dans le muséum de Hunter une préparation (n° 52) d'un estomac goutteux, avec la notice suivante : « portion de l'œsophage et de l'estomac d'une personne qui mourut subitement d'une goutte remontée dans ce dernier organe : il existait une inflammation considérable, et même dans quelques endroits, un épanchement sanguin. »

(2) Cet auteur ayant parlé de vins spiritueux unis aux aromatiques, et donnés chauds, quand l'estomac et les intestins sont entrepris, ajoute ce qui suit : « Si ces vins ne se trouvaient pas assez énergiques, on aurait recours à de l'alcool rectifié, que l'on administrerait à plus large dose. »

les écoles de médecine, et conséquemment dans la pratique générale.

Il faut admettre que, dans quelques constitutions particulières, ou dans certaines conditions nerveuses individuelles, un spasme simple, affectant de la manière la plus intense, l'estomac ou le diaphragme, et accompagné d'une diminution ou d'une cessation de l'inflammation goutteuse aux extrêmités, est l'effet instantané ou rapide d'un agent nuisible quelconque. Le malade, dont le pouls est alors contracté, obtient quelque avantage d'une forte pression exercée sur l'estomac et l'abdomen. Il demande presqu'instinctivement pour se soulager, de l'eau-de-vie, ou de l'eau-de-vie chaude mêlée d'eau, et dans de telles circonstances, il est probable qu'il doit en retirer une grande utilité. Dans une attaque interne de ce genre, la situation du malade paraît véritablement alarmante, et les plus puissans moyens que l'on a sous la main, semblent être les seuls expédiens pour lui sauver la vie. J'ai vu quelques exemples frappans, où la pratique stimulante, suivie dans toute son étendue, à réussi; mais le spasme pur doit seul, dans mon opinion, être excepté d'une règle de pratique très-différente, que je proposerai, par opposition, à celle qui a été avancée par le docteur Cullen.

Si la rétrocession a été excitée par des alimens difficiles à digérer, les accidens qui ont lieu, et l'apparence des matières rejetées, démontrent la nécessité de favoriser le vomissement. Une dose d'ipécacuanha sera bien adoptée dans ces circonstances, et l'on aidera l'opération du remède, en faisant boire de l'eau tiède, à la manière ordinaire. Si l'on soulage, par là, les douleurs, on cherchera ensuite à agir sur le tube digestif, en donnant immédiatement une dose de cinq à dix grains de calomélas. Aussitôt que l'estomac pourra retenir un remède nauséeux, on trouvera un purgatif utile dans le sulfate de magnésie, l'infusion de séné et une teinture aromatique. On pourra le répéter toutes les deux heures, à dose active, jusqu'à ce qu'on obtienne des effets marqués. Si néanmoins, des douleurs violentes persistaient encore, après que l'estomac a été débarassé de son contenu, il faudrait prescrire, sans hésiter, la teinture d'opium, à la dose de soixante à cent gouttes, qu'on répéterait toutes les dix ou vingt minutes, jusqu'à ce que la douleur et le spasme eussent cessé ou fussent diminués d'une manière satisfaisante. Toutefois, les purgatifs dont les effets seraient arrêtés, mais non empêchés, ne devraient être omis sous aucun prétexte. Pour la forme et le genre, les plus recommandables de ces moyens sont les pilules de calomélas, de coloquinte et de savon, et l'on pourrait faire suivre leur administration par la mixture purgative. Quand la douleur a cessé, et que les forces circulatoires et nerveuses sont assez rétablies pour que la réaction du système puisse produire ses effets, nous devons être sur nos gardes, de crainte que l'inflammation ne prenne la place du spasme, et que, méconnue, elle ne trompe insidieusement nos efforts.

Lorsque l'exposition au froid, ou l'influence d'un froid quelconque, ou des stimulans violens ont été les causes excitantes de la lésion, nous devons nous attendre que la maladie sera inflammatoire, et en conséquence, il faudra tirer du bras, 16, 20, ou 30 onces de sang, suivant l'intensité et la violence des symptômes. La répétition et la force des saignées seront adaptées aux diverses circonstances et indications. Les intestins enflammés doivent être traités avec autant de promptitude que dans l'entérite ordinaire. Les règles de pratique, relatives à cet objet, sont trop bien connues pour exiger de plus longs détails. Quant au traitement collatéral, nous en dirons ici quelque chose. Les efforts pour rappeler la goutte aux extrêmités (ou dans un langage plus correct, pour détourner l'action morbide d'un organe, par une excitation éloignée), seront convenablement accomplis par les synapismes, par les topiques chauds sur les membres, tels que les fomentations stimulantes, les pédiluves simples, ou synapisés et salés, ainsi que par les enveloppes chaudes et autres semblables moyens : mais, quant aux intestins eux-mêmes, je suis conduit, comme dans le traitement de l'entérite ordinaire, à préférer une application tiède, à une application d'une température plus élevée. Nul remède, à cet égard, ne sera mieux approprié que la lotion évaporatoire, avec la mixture camphrée et l'alcool, dont on pourra faire une application constante et universelle sur l'abdomen, au moyen de compresses en double.

Dans les cas d'entérite ordinaire, j'ai des preuves de la supériorité de ces effets sur la méthode commune des fomentations chaudes.

Lorsque la circulation est languissante, et qu'il y a, en outre, une inflammation des viscères, d'amples saignées locales peuvent être préférées à une soustraction plus générale du sang.

Je dois faire remarquer, toutefois, que les douleurs violentes à l'estomac, ainsi que les spasmes qui semblent menacer la vie, ne sont pas de véritables exemples de rétrocession, quoiqu'ils se déclarent quelquefois, chez les goutteux, dans les intervalles de leurs accès, et qu'ils ne soient soulagés alors que par les stimulans les plus actifs.

Une dame, pourvue du véritable tempérament nerveux, s'exposa imprudemment à l'air du soir, et marcha sur un sol humide, dans la convalescence d'un paroxisme. En rentrant chez elle, elle fut saisie d'un spasme soudain et violent du diaphragme. Elle n'éprouvait nulle douleur, mais sa respiration était excessivement difficile. Elle prit de l'eau-de-vie tiède et de l'eau, et se fit faire une application chaude sur les pieds, avec un prompt soulagement.

Si l'apoplexie venait à succéder à la rétrocession de la goutte, des saignées copieuses, poussées aussi loin que possible, sont les seuls remèdes qui peuvent sauver le malade, et s'il n'est point survenu de rupture des vaisseaux, elle seront probablement suivies de succès. L'eau froide, ou, ce qui vaut encore mieux, la lotion évaporatoire froide, appliquée constamment sur la tête, au moyen des compresses, et en même temps les stimulans chauds aux pieds, seront des auxiliaires fort utiles du traitement. Quant aux remèdes purgatifs, et au régime général, il est inutile de fatiguer l'attention du lecteur, en répétant, à ce sujet, ce que nous avons déjà dit. On suivrait les règles ordinaires, si les viscères de la cavité thorachique étaient affectés.

Je vais rapporter un exemple d'une inflammation organique, qui se manifesta avec les symptômes de goutte chronique, et de traitemens qui furent heureusement suivis dans ces circonstances.

OBSERVATION I.

J. G., âgé de 58 ans, grand, robuste et corpulent ; sa poitrine est arrondie ; il est très-pléthorique, d'un tempérament sanguin-nerveux, d'une complexion bilieuse ; il ne s'est jamais observé sur le boire et le man-
utrefois, quand il habitait les grandes

maisons, comme sommelier, il se livrait au vin; mais depuis quelques années, il n'a plus fait que des excès de porter et de spiritueux; il n'est pas sujet à d'autres maladies; la goutte est inconnue dans sa famille, qui est nombreuse. Il y a dejà quelques années qu'il souffre accidentellement des crampes dans les jambes et les muscles abdominaux, et parfois aussi des spasmes du diaphragme. Il devint goutteux à 35 ans. Il ne fut d'abord attaqué qu'au gros orteil d'un des pieds seulement; mais depuis, les mains, les genoux et les coudes ont été entrepris : il ajoute que, dans le paroxisme, les douleurs ont été quelquefois, jusqu'à produire le délire. Les approches de certains accès ont été annoncées par un abattement extraordinaire d'esprit, et par un mal-aise et une augmentation de faiblesse dans les articulations. D'autres se sont declarés après minuit, lorsque le malade s'était mis au lit, bien portant en apparence. Depuis ces dernières années, il a eu un accès en automne, et un autre en janvier ou février. Il assure que le froid en est la cause excitante ordinaire. La maladie, à mesure qu'elle a fait des progrès, est devenue de plus en plus intense.

Au mois de janvier dernier, il fut attaqué successivement dans les pieds, et ensuite dans les mains : aucune crise n'eut lieu dans ce paroxisme. Les symptômes, durant le mois qui précéda l'attaque dont nous nous occupons, ont été entièrement chroniques; l'inflammation et la douleur changeaient aussi fréquemment de place. Le malade rapporte qu'il éprouvait beaucoup d'œdème dans les jambes, au-dessus des articulations des pieds, et dans les mains : les parties, très-engourdies, ressentaient quelquefois une chaleur et un froid alternatifs; affaissement excessif d'esprit; appétit bon; fonctions du tube digestif irrégulières; matières fécales fétides et glaireuses. Dans ces circonstances, les membres se trouvant plus exempts de douleurs qu'à l'ordinaire, il s'exposa, sans être assez couvert, à un vent d'est glacial, et à la pluie. Je le trouvai dans la nuit du 20 mars 1815, se plaignant d'une douleur intense à l'estomac, et d'une difficulté de respirer considérable; l'hypocondre droit et la région épigastrique étaient sensibles à la pression. Il rapportait que trois ou quatre jours auparavant, il avait été tourmenté par des coliques et un dérangement des fonctions intestinales. Aujourd'hui, il a été constipé. L'urine, d'une quantité modique très-colorée, dépose un sédiment briqueté très-abondant. La langue est très-chargée; il a vomi une matière acide verdâtre, et son estomac est encore malade: il éprouve une grande distension de l'abdomen; le pouls fort et plein offre 84 pulsations; les veines, en général, sont très-tuméfiées; la peau est chaude et sèche. Il existe un ictère considérable qui donne aux tégumens une teinte jaune-noirâtre. On lui fit immédiatement une saignée de seize onces; il prit d'abord une dose d'ipécacuanha, ensuite cinq grains de calomélas, et toutes les quatre heures, une potion purgative de sulfate de magnésie, d'infusum, de séné et de teinture aromatique. On permit du gruau léger, à volonté, et en outre quelques tasses de thé, avec un peu de pain.

Le lendemain 21, on avait obtenu beaucoup de soulagement. Le sang dont les bords étaient contractés, présentaient une couenne épaisse (1). Une grande quantité de matières

(1) Un examen comparatif des propriétés du sang, dans toutes les circonstances de santé et de maladie, serait une tâche extrêmement difficile si l'on voulait s'en acquit-

visqueuses avait été rejetée de l'estomac, et les matières fécales étaient noires et fétides. La peau était demeurée chaude; et ni la fréquence, ni la plénitude du pouls n'avaient diminué. On répéta une saignée aussi forte que la veille. La potion purgative diurétique

---

ter, d'une manière convenable, pour en tirer des conclusions utiles ; il serait intéressant de déterminer la pesanteur spécifique relative de ce fluide, et par exemple, cette recherche est aisée : je saisirai même une occasion favorable de diriger mon attention sur cet objet. L'apparence de la couenne épaisse (la fibrine) fut attribuée par l'ingénieux Hewson, à la lente coagulation du sang, qui fait que les particules rouges, ayant une pesanteur spécifique plus grande, se séparent de la fibrine et tombent au fond. Le sang, dans l'état de santé, se coagule promptement et n'offre pas de séparation. Quant à la question de savoir si le sang inflammatoire, (ainsi appelé pour le distinguer de l'autre) contient plus de fibrine que le sang naturel, on aurait besoin, à cet égard, de recherches expérimentales. La consistance du sang et la contraction de ses bords, lorsqu'on vient dans une maladie inflammatoire, de le retirer d'une veine, au moyen de la lancette, sont des circonstances encore plus instructives pour le praticien que l'épaisseur de la couenne simple de ce fluide. On connaît par-là que les vaisseaux sont dans une action violente, et la contraction très-forte qu'on remarque quelquefois au sang le fait paraître comme pourvu lui-même d'une puissance contractile.

fut prescrite toutes les quatre ou six heures, ainsi que les pilules, d'après la formule de la page 373, au moment du coucher.

Le 22, le malade rapporte que quelques douleurs ont reparu la nuit précédente, dans l'estomac, mais qu'elles ont été moins urgentes qu'auparavant. On continua la potion.

Le 23, j'ai trouvé qu'il avait passé une nuit cruelle. La douleur, précédée par un froid excessif des extrémités, était revenue de bonne heure dans la soirée, et à deux heures du matin, elle avait acquis toute son intensité. Nul mal-aise pour l'instant; le ventre est libre; quelques évacuations de bile récente viennent d'avoir lieu; mais auparavant, les matières avaient l'apparence d'écume mêlée d'eau. Une inspiration profonde était douloureuse à l'hypocondre droit; le malade éprouvait un peu de toux et une sensation intense de chaleur à l'estomac.

Le pouls était encore plein, mais son action se trouvait abattue. La saignée fut répétée de nouveau; on continua les remèdes, et on leur adjoignit un grain et demi d'opium cru; un large vésicatoire fut appliqué sur les parties douloureuses.

Le soir du 24, le mieux-être était très-marqué. Le malade avait fort bien dormi la nuit précédente, et avait passé tout le jour sans douleurs. Le pouls calme et mou offre 80 pulsations : les membres et la peau, en général, présentent une température convenable : le vésicatoire a produit un mieux sensible : le sang se coagule fortement, et paraît moins visqueux qu'auparavant. Les sécrétions ont offert une apparence variable ; mais le plus souvent, elles ont été comme nous les avons déjà décrites. On a continué la potion, et les pilules ont été répétées avec l'intermission d'une nuit. On a ajouté à la diète un peu de bouillon. Deux jours se sont passés dans un grand amendement, et la douleur légère, qui revenait la nuit, avait lieu à la même heure où le malade était autrefois accoutumé à sentir l'approche de la douleur goutteuse dans les membres. A cette époque, les mains et les pieds étaient presque exempts d'inflammation, mais ils étaient tuméfiés, sensibles et faibles.

Le 27, je trouvai qu'il avait éprouvé une rechute intense à l'heure ordinaire de la nuit (environ vers une heure du matin) sans aucune cause apparente. Il assure que les intestins se sont ramassés en boules, avec une douleur excessive. Les matières fécales continuent à être fétides, et l'urine, actuellement plus copieuse que jamais, dépose un sédiment briqueté et muqueux. Le malade supporte la pression sur l'abdomen, beaucoup mieux qu'autrefois, quoiqu'elle produise encore quelque douleur. Le jour s'est passé tranquillement. Le pouls étant encore plein, on a fait une nouvelle saignée de quatorze onces, et l'on continue les remèdes. Maintenant, comme dans les occasions précédentes, il a bien supporté la saignée, et il en a reçu un soulagement sensible. Le sang est encore consistant, mais moins qu'auparavant, et il n'a pas offert de couenne épaisse.

Le 29, l'amélioration est très-satisfaisante. Nulle douleur n'a reparu. Le pouls, calme et mou, offre 76 pulsations ; peau fraîche, langue nette ; urine d'une couleur légère et avec peu de sédiment; apparence des matières fécales meilleure, quoiqu'encore morbide; le malade suppporte, sans se plaindre, la pression abdominale. La peau est encore un peu jaune.

On prescrit, à prendre deux fois par jour,

une potion avec le sulfate de magnésie, l'infusion de roses et la teinture de colombo, et de deux nuits l'une, cinq grains de pilules de calomélas composées : on fait exécuter, chaque soir, une friction sur le coté droit, avec deux scrupules d'onguent mercuriel, et la diète est rendue graduellement et avec précaution, plus nutritive.

Depuis cette époque, la convalescence a fait des progrès rapides, et les sécrétions sont revenues par degrés à leur état naturel. Au bout d'une semaine, on n'eut plus recours à la friction mercurielle, que de deux nuits l'une, et elle fut définitivement abandonnée quinze jours après. La pilule mercurielle, comme nous l'avons dit, fut prise pendant le même espace de temps. Une attention plus grande fût ensuite donnée aux membres affaiblis, et l'on recommanda, pour l'avenir, un régime sévère sous tous les rapports. L'action des intestins doit être régularisée, au moyen des pilules, avec la gomme-gutte, la pilule mercurielle, la poudre d'aloës composée, et le savon médicinal. On trouvera ci-après un état des propriétés comparatives de l'urine, à différentes périodes.

Le 27 mars, cette urine déposait abondamment un sédiment briqueté et muqueux. Sa pesanteur spécifique (voyez l'exp. XIX) était de 1,0207. Quatre onces ont donné 4,1 de grains d'acide phosphorique. Au milieu d'avril, elle était légère, transparente et exempte de tout sédiment, à l'exception du nuage muqueux naturel; sa pesanteur spécifique était de 1,0087.

Au mois de février 1816, la santé paraissant presque rétablie; mais les fonctions digestives étant encore occasionellement troublées, je fis l'examen comparatif de l'urine. (Voyez l'expérience XX).

Elle était d'une couleur orange, avec un nuage muqueux considérable, et un dépôt abondant de cristaux d'acide urique; sa pesanteur spécifique était de 1,014. Quatre onces ont donné 2,1 de grain d'acide phosphorique.

En revoyant cette histoire de maladie, nous observons l'existence d'un état pléthorique du système sur lequel un long cours de la goutte n'a produit aucun changement avantageux, une altération des sécrétions, exaspérée et confirmée, et par suite de l'exposition au froid, la manifestation d'une inflammation des viscères, affectant principalement le foie. Nous pouvons conclure, de l'extension accidentelle de la douleur à l'estomac et aux intestins, que l'inflammation était sur-tout péritonéale.

Les intervalles de soulagement survenant presque régulièrement pendant le jour, et les exacerbations constantes de la douleur arthritique à une heure donnée de la nuit, offrent un exemple de l'influence modifiante de la diathèse goutteuse sur l'inflammation chronique interne, exemple qui pourra mériter, avec une justesse apparente, le nom de goutte chronique rétrocessive.

Je perdis de vue ce malade dans l'intervalle du mois d'avril 1815, au mois de février 1816. A cette dernière époque, sa figure était mieux que je ne l'avais encore vue. Il assurait avoir joui, pendant presque tout ce temps, d'une santé passable, et sans nul ressentiment de goutte.

J'ajouterai ici l'histoire suivante, qui est peu étendue, et qui représente d'une manière instructive la nature d'une affection spasmodique de l'estomac, en connexion immédiate avec une goutte obscure aux pieds : il y avait une alternative si parfaite entre l'une et l'autre, que ce cas semble appartenir à l'article de la goutte chronique rétrocessive.

OBSERVATION II.

Un malade, âgé de 54 ans, grêle, d'un tempérament nerveux, ayant de petits vaisseaux, fut attaqué, pour la première fois, à 29 ans, d'une goutte acquise. Il a éprouvé plusieurs affections bilieuses, et, d'après sa complexion, il paraît sujet à une condition morbide du foie. La pression, sur l'hypocondre droit, est douloureuse. L'exposition à un vent froid, ou la station sur un sol humide, lui produisent très-rapidement des gastrodynies. Il a ressenti des sensations pénibles de l'estomac, alternant avec une douleur dans les articulations des pieds, et dans les pieds. Pendant les quinze derniers jours, il a beaucoup souffert de cette manière. Il se mettait au lit à neuf heures, et s'endormait assez bien portant. Vers minuit ou une heure, durant toute cette quinzaine, il s'éveilla régulièrement avec une douleur violente à la région épigastrique, occasionnant des élancemens vers le sternum, et accompagnée de spasmes, de flatuosités incommodes et avec un sentiment de brûlure.

La respiration n'est pas difficile et la pression diminue la douleur. Celle-ci dure quatre heures; parvenue alors à son plus haut point, elle diminue par degré, et vers le matin, le sommeil et le bien-être reviennent. Une nuit, le malade a rejeté une grande quantité de matières bilieuses : récemment, il a eu un léger déchirement dans l'articulation et dans les os du tarse d'un pied; et les deux dernières nuits, il a éprouvé de grands picotemens dans l'un des gros orteils. Hier il a pris un purgatif actif, et aujourd'hui il m'a raconté ce qui suit:

« Je me couchai à mon heure ordinaire, et je me réveillai vers minuit, avec une légère douleur dans l'articulation du pied droit, accompagnée de chaleur, de pulsations et de roideur dans la première phalange du gros orteil; mais sans aucune autre affection de l'estomac qu'un peu de chaleur brûlante : les symptômes persistèrent environ deux heures. Je m'endormis alors tranquillement : ce matin, je n'ai trouvé ni douleur, ni changement de couleur, ni faiblesse dans les parties qui, si peu de temps auparavant, étaient affectées.

Le traitement de ce cas consiste évidemment dans l'emploi des moyens hygiéniques et thérapeutiques, propres à rétablir l'action naturelle des organes digestifs.

Je rapporterai brièvement deux histoires

d'apoplexie survenues durant le paroxisme, et heureusement traitées.

OBSERVATION I.

J. M., âgé de 60 ans, robuste, d'un tempérament sanguin, corpulent et très-pléthorique, a souffert cruellement de la goutte, depuis dix ans, à de cours intervalles. Le paroxisme actuel durait depuis une semaine; l'un des pieds était très-enflammé et douloureux, et l'autre menaçait d'être affecté. Le malade a seulement enveloppé les parties de flanelle, et du reste, il ne s'est pas observé sur le régime, dans l'idée qu'on devait *encourager* la goutte aux pieds. Il n'a pas songé non plus à combattre la constipation.

Le matin, en se baissant pour arranger une partie de son habillement, il est tombé sur le plancher, frappé d'une apoplexie alarmante par sa violence. Les secours étaient à portée. On lui tira du bras vingt onces de sang par une large ouverture, et l'on adopta et continua un traitement purgatif actif. Tous les symptômes fâcheux furent promptement dissipés, et il n'en résulta pas de paralysie. La goutte seule poursuivit son cours d'une manière douce. Le traitement ordinaire de la constitution, comme dans l'apoplexie sans rapport avec la goutte, fut couronné d'un succès complet.

OBSERVATION II.

F. L., âgé de 63 ans, d'une constitution et d'un tempérament très-semblables à ceux du malade précédent. La goutte dure chez lui depuis vingt ans. Sa corpulence a graduellement augmenté, et il ne s'est livré qu'à des exercices passifs. Les intestins ont été resserrés, et la sécrétion de l'urine, quoique irrégulière, à été le plus souvent très en défaut. La goutte affectait cruellement un des pieds : le malade s'est reposé sur l'usage de la flanelle. Comme dans l'observation qui précède, le régime a été peu exact. Quelque temps après son dîner, ce malade fut saisi par une attaque d'apoplexie. On pratiqua une saignée copieuse du bras; on donna un lavement stimulant, et aussitôt qu'il put avaler, on lui fit prendre dix grains de calomélas qu'on fit suivre par le sulfate de magnésie, avec l'infusum de séné, etc., à doses répétées. Au bout de quatre heures, quoique les intestins eussent été abondamment évacués et que la déplétion eût été considérable, le pouls était encore fort et vibrant, et la tête embarrassée et douloureuse. Douze onces de sang furent tirées de la veine jugulaire; on appliqua constamment une lotion froide sur la tête; on poursuivit le traitement purgatif, et la diète fut restreinte à la moindre qualité possible d'alimens. La goutte se borna au pied, et elle continua pendant quelque temps, avec des symptômes modérés : le malade se rétablit sans aucune conséquence fâcheuse. Dans ce cas, l'affection du cerveau ne devrait pas être considérée comme un acte de rétrocession goutteuse, puisque l'inflammation des extrêmités n'était pas suspendue au moment de l'attaque, et qu'elle ne diminua que par la déplétion abondante qui fut pratiquée.

Il sera plus juste d'avancer que le défaut de soin du malade a fait naître un état pléthorique des vaisseaux, trop prononcé pour pouvoir être soulagé par les mêmes efforts de la nature qui ont produit l'action goutteuse, et qu'en outre, les écarts de régime aggravèrent cet état, en causant la détermination du sang vers le cerveau : l'influence des vêtemens chauds, et la négligence apportée dans la régularisation du canal digestif, ne furent pas étrangères à cet accident.

Avant de déterminer ce que j'ai à dire du sujet actuel, je crois nécessaire de parler brièvement, mais cependant avec plus de détails que je ne l'ai fait jusqu'ici, sur les principales maladies constitutionnelles auxquelles peuvent prédisposer la goutte et les habitudes goutteuses.

Quelques personnes, et j'en ai déjà parlé, traversent une longue vie, en souffrant des visites périodiques de la goutte, sans être sujettes à aucune autre maladie : à la longue, des infirmités naturelles à la vieillesse, aggravées par les effets de la goutte, finissent par jeter la constitution dans la débilité et le marasme.

J'ai connu un individu, très-avancé en âge, qui, durant quarante ans, n'a jamais interrompu le cours de ses affaires, quoiqu'elles réclamassent toute son attention, et l'obligeassent encore journellement à faire un trajet de cinq milles, nonobstant la goutte, dont il recevait des visites régulières.

Un autre individu, maintenant âgé de 86 ans, rapporte n'avoir jamais éprouvé d'autre maladie que la goutte.

Ces exemples d'une grande longévité sont comparativement rares chez les goutteux, et ils ne se rencontrent guères que chez ceux qui, par la force de leur constitution, y étaient naturellement disposés.

Plusieurs de ceux qui négligent le régime convenable dans la goutte, succombent par une mort prématurée (1), et ceux qui atteignent un âge plus avancé, sont affligés d'infirmités et de tourmens perpétuels.

La manifestation accidentelle de l'apoplexie chez les goutteux (2), est un fait connu, et le plus souvent, elle est suivie, ou d'une mort immédiate, ou de la paralysie. Une vérité, qui mérite aussi d'être répandue, est que

(1) Le docteur Sutton, en commentant le préjugé vulgaire que la goutte tend plutôt à alonger qu'à racourcir la durée de la vie, observe que ceux qui spéculent sur ce dernier objet pensent très-différemment, et qu'ils obligent les goutteux à payer, pour l'assurance de leur vie, une prime plus forte que celle qui est demandée aux autres individus non sujets à cette affection.

(2) Il est bien reconnu, observe le docteur Heberden, qu'un des inconvéniens attachés à la goutte, est d'entraîner une mort prématurée, après avoir détruit tous les charmes de la vie par une foule de tourmens dont la paralysie ou l'apoplexie sont ls moindres.

quelques goutteux, avancés en âge, perdent la disposition à leurs premières attaques de goutte, en apparence, dans la même proportion qu'ils acquièrent une tendance à l'apoplexie. Les individus chez lesquels j'ai observé ce changement, étaient plutôt doués du tempérament sanguin que du tempérament mixte : ils offraient une grande pléthore des vaisseaux, et jadis ils avaient été robustes et corpulens. Leurs habitudes de vie étaient devenues de plus en plus sédentaires, et leurs écarts de régime n'ayant pas diminué, le foie s'est obstrué, l'action du tube digestif et des reins n'a plus été en rapport avec l'excès des *ingesta* et du chyle assimilé ; d'où il est résulté, comme conséquences, une redondance de sang dans le système, et une interruption de la balance convenable de la circulation. Une autre raison pour laquelle la goutte ne survient pas, comme autrefois, chez ces personnes avancées en âge, est, je crois, parce qu'elles sont moins exposées à la plus active de toutes les causes excitantes, le froid humide. L'apoplexie, qui a lieu chez les sujets du tempérament et de la structure dont je viens de parler, est le plus souvent immédiatement funeste, à moins de prompts secours. Dans le tempérament mixte, où la pléthore est moins grande, l'attaque, selon toutes probabilités, sera le plus communément suivie par la paralysie, ou quelquefois par les agréables conséquences d'un traitement couronné d'un succès parfait.

L'obstruction du foie l'ictère le cholera-morbus la dyspepsie les hémorroïdes, sont les principales affections des organes digestifs auxquelles les goutteux ont la plus forte tendance.

L'asthme survient accidentellement avec la goutte, et le malade n'a que de courts intervalles où il soit libre de l'une ou de l'autre : ce répit, il le doit principalement à la température moins variable de l'été. Il arrive quelquefois qu'un asthme, qui dépendait surtout d'un état morbide des organes digestifs, est suspendu pendant long-temps, ou même, dans des cas plus favorables, disparaît pour toujours, par la manifestation de la goutte qui vient là comme une nouvelle maladie constitutionnelle.

L'hydrothorax est le résultat occasionel de cette complication d'affections des viscères à laquelle prédispose la constitution arthritique. Quelques individus dont les poumons sont malades, et qui se sont livrés à de grands excès, meurent avant la période moyenne de la vie, avec tous les symptômes de consomption. L'ascite provenant d'une maladie du foie ou de la rate, ou de ces deux organes réunis, a lieu parfois comme une cause éloignée de la goutte.

La gravelle se déclare accidentellement chez les goutteux, mais le plus souvent elle est la maladie de leur jeunesse, avant l'invasion de la goutte : quant à la pierre dans la vessie, quoiqu'elle unisse de temps en temps ses tortures à celles de la goutte, (comme chez Sydenham par exemple), elle n'en est pas moins une circonstance rare, d'après mes observations.

L'érysipèle attaque certains goutteux et quelquefois paraît représenter le paroxisme attendu, ou venir à sa place. Les femmes goutteuses m'ont semblé plus disposées que les hommes à cette affection additionnelle. *L'erythema* et *l'urticaria* peuvent être mentionnées parmi les complications de la goutte. J'ai vu un exemple de chacune des deux, précédant de fort peu le paroxisme : elles étaient dues probablement à un état morbide de l'estomac et du tube digestif.

La réunion du rhumatisme et de la goutte a déjà attiré notre attention.

Les crampes, qui ne sont qu'un symptôme morbide du système nerveux, dépendant ordinairement d'un dérangement des viscères abdominaux, se rendent si incommodes chez quelques goutteux, que toute leur attention se porte par la suite sur cet accident.

Les plus importantes des maladies que je viens d'énumérer reçoivent leur explication pathologique de deux causes réunies, la surcharge de la circulation et la débilité partielle des vaisseaux. Selon qu'un viscère est plus faible qu'un autre, en partie d'après sa structure originelle, et en partie d'après l'interruption fréquente de ses fonctions naturelles, il deviendra consécutivement le siége et la cause des maladies ultérieures. S'il arrive que quelque organe particulier acquière par obstruction et par faiblesse un état de congestion qui le rende incapable d'exécuter ses fonctions antérieures dans la circulation générale, ou bien si, par l'action des stimulans, une détermination accidentelle du sang a lieu dans une partie quelconque, la balance de la circulation est détruite, et des effets analogues peuvent résulter de l'une ou de l'autre de ces deux causes. Ainsi l'apoplexie, chez une personne pléthorique, peut être l'effet d'une obstruction prolongée dans la circulation du foie, ou bien elle peut résulter d'une manière plus soudaine par le stimulus excessif des liqueurs enivrantes agissant sur le cerveau. Si l'on ajoute à ce tableau, qui est plutôt adouci que fidèle, l'ensemble des souffrances que la goutte inflige directement, on sera surpris de voir plusieurs goutteux caresser l'idée qu'un paroxisme est une indication de santé et de force constitutionnelle, plutôt qu'une maladie actuelle.

Qu'ils changent donc, avant qu'il soit trop tard, leurs funestes habitudes de vie; et au lieu de se reposer sur les effets trompeurs et palliatifs de l'eau médicinale, ou de croire à l'influence curative d'un accès de goutte, qu'ils adoptent, avec une courageuse résolution, un véritable régime prophylactique!

J'offrirai, conjointement avec les idées générales sur le sujet qui m'occupe, une légère discussion des principes de pratique applicables aux maladies aiguës dont les goutteux, ainsi que les autres, peuvent être atteints; et enfin j'examinerai le traitement de l'apoplexie qui survient accidentellement chez eux.

lorsqu'ils sont entièrement exempts de la goutte.

Le préjugé qui s'était répandu, il y a quelques années, contre l'utilité et même la sûreté de la saignée générale dans la goutte, quelle que fût d'ailleurs la maladie concomitante, a certainement perdu de sa force pendant ces dernières années : il ne m'en paraît pas moins cependant très-enraciné encore dans l'esprit du public en général, et même dans celui de quelques gens de l'art.

Le docteur Cullen, qui ne fait pas la moindre mention de la saignée comme remède, pour aucune des formes de goutte rétrocessive qu'il a établies, conseille cette pratique dans les phlegmasies, auxquelles il donne le nom de goutte déplacée, quand elles surviennent chez des goutteux : voici comment il s'exprime à cet égard : « Dans ce cas, la maladie doit être traitée par la saignée et par les autres remèdes qui seraient appropriés dans une inflammation idiopathique des mêmes parties (1) ». Le docteur Heberden (2) parle

---

(1) Par. 583.

(2) Commentaries, p. 45.

de la saignée générale avec précaution et quelque méfiance dans les maladies accidentelles des goutteux, à moins que la goutte ne soit à la main. Cependant, il convient qu'il serait plus dangereux de négliger la saignée dans une affection inflammatoire que de la pratiquer dans la goutte.

Dans le quatrième volume des Transactions médicales du collége de médecine, le docteur Haygarth rapporte un cas intéressant qu'il considère comme une cardite arthritique, et il assure que dans la consultation, il proposa cette question. « Est-il nécessaire et sûr de tirer une petite quantité de sang d'une veine, quoique la goutte soit la cause de cette inflammation, surtout lorsque la violence de l'affection réclamerait des saignées copieuses et répétées, si un tel soupçon n'existait pas ? »

Je cite ce passage comme une preuve frappante de l'opinion qui repousse l'emploi de la lancette dans les maladies inflammatoires des goutteux.

La recommandation du docteur Cullen, dont je viens de parler, peut être considérée comme un véritable axiôme de pratique ; et les faits qui viennent à l'appui sont si familiers et si évidens, qu'on ne peut rien dire de plus.

Je visitai un goutteux avancé en âge, souffrant d'une inflammation des reins. La saignée du bras, aussi copieuse qu'il était nécessaire, fut un des moyens dont on se servit avec le succès le plus complet. Un autre, d'une habitude pléthorique et d'un tempérament sanguin, fut affecté d'une inflammation des poumons produite par l'exposition au froid et à l'humidité. Les saignées répétées et les autres remèdes ordinaires furent employés avec des résultats aussi favorables que si cet individu n'eût pas été goutteux.

Un troisième, âgé de plus de soixante-dix ans, qui avait été affligé de la goutte durant la plus grande partie de sa vie, était tourmenté par une toux intense, de grandes douleurs de tête, un excès d'action vasculaire et une pléthore évidente. Nuls symptômes de goutte ne menaçaient pour l'instant. Le malade avait une aversion insurmontable pour la saignée. Il survint bientôt après une hémorragie du nez qui fut presque alarmante par son abondance; mais le système fut efficacement soulagé, quoiqu'aux dépens d'une trop grande partie des forces de la constitution.

Dans ce cas, la soustraction artificielle

d'une quantité donnée de sang, faite à une époque convenable, et l'emploi auxiliaire des remèdes, auraient été suivis d'effets aussi avantageux et bien moins débilitans que l'action hémorragique spontanée des vaisseaux. La nature se trompe rarement, pour ne pas dire jamais, dans ses intentions, mais la mesure de ses secours ne semble pas toujours juste. Il en est ainsi de l'hémorragie spontanée. Le procédé de son commencement peut avoir été nécessaire et devenir salutaire, mais sa prolongation non combattue ne saurait être que funeste.

Lorsque j'ai considéré la saignée générale à la tête des remèdes du paroxisme, j'ai dit que, si la diathèse inflammatoire était forte et permanente (la plénitude du pouls et la continuation de la chaleur de la peau en sont les indications), et s'il n'existait pas de contre-indications, on ne devait pas différer la saignée; mais que s'il en était différemment, on pourrait, avec sûreté, se reposer sur la dérivation produite dans la circulation par les purgatifs et les diurétiques.

La saignée générale doit être plus recommandée dans l'inflammation locale d'une partie externe quelconque, que dans l'action inflammatoire seule du cœur et des artères, ou que dans un cas d'inflammation interne, parce que nous savons que la détermination du sang vers une partie externe enflammée, est jusqu'à un certain point un soulagement pour la circulation générale, et qu'elle ne fait pas craindre la destruction de toute la machine ; tandis que si la diathèse inflammatoire du système est violente, ou que l'inflammation existe dans un organe interne, la saignée sera pratiquée sans qu'on soit arrêté par ces craintes, qui n'appartiennent qu'à une fausse pathologie. Que le malade soit goutteux ou non, l'on n'en doit pas moins suivre les mêmes principes de traitemens, ou lui faire courir le risque de la vie.

L'importance d'accommoder notre pratique aux circonstances existantes et aux indications réelles, est encore plus manifeste dans le cas d'une tendance constitutionnelle à l'apoplexie survenant chez des goutteux, sans être en rapport avec le paroxisme. Nous allons nous occuper de cet objet. Un goutteux sera promptement averti d'un accroissement subit de corpulence générale, ou plus partiellement bornée à l'abdomen, et cette attention sera récompensée en proportion que la structure du malade favorise la pléthore et la congestion des vaisseaux du cerveau. Il devra, en conséquence, adopter de suite un régime très-réglé, relativement à la quantité et à la qualité des alimens, à la durée du sommeil et aux exercices journaliers. Un soin continuel sera aussi donné à la régularisation des fonctions du canal digestif et des reins. Quant à ce dernier point, je ne répéterai pas ici les argumens que j'ai déjà avancés dans cet ouvrage, sur son importance pour la santé générale. Entre autres symptômes, avant-coureurs sérieux, on peut mentionner la douleur de tête, accompagnée de pesanteur, de vertiges et d'une vision confuse, un assoupissement excessif pendant le jour, l'engourdissement des facultés intellectuelles et une hypocondrie intense ; et durant la nuit, un sommeil profond, des inspirations fortes et difficiles, des songes effrayans et le cauchemar. La dyspepsie qui accompagne ces symptômes sera traitée par les purgatifs, et l'on différera tous les toniques, jusqu'à ce qu'on ait rétabli la balance convenable de la circulation, et la condition saine des diverses sécrétions.

L'utilité des saignées locales au cou, dans les circonstances dont nous venons de parler, sera démontrée en proportion de la détermination excessive et évidente du sang vers la tête: s'il existait en même temps une diathèse inflammatoire du système, la saignée générale mériterait la préférence, tandis que dans ces cas, où tous les symptômes acquièrent le plus haut point d'intensité, il faudrait avoir recours aux soustractions générale et locale de sang.

Je rapporterai quelques exemples qui se sont rencontrés dans ma pratique, et qui éclaircissent ces différentes propositions.

Un homme de 45 ans, d'une habitude pléthorique et d'un tempérament sanguin-nerveux, qui, depuis sept ans, avait souffert des attaques répétées de goutte, se réveilla une nuit, dans la saison accoutumée de l'année, et à l'heure ordinaire de l'invasion de l'accès, c'est-à-dire, sur les deux heures du matin, avec un cauchemar effrayant et toutes les horreurs de la suffocation: ces symptômes reparurent à deux ou trois reprises. Il fut guéri par l'emploi convenable des purgatifs et des diurétiques, une diète sévère, un régime général approprié, et la goutte ne revint pas.

Un homme robuste et de haute taille, âgé de 64 ans, d'une habitude pléthorique, goutteux dès l'âge de 30 ans, mais qui n'avait pas eu d'attaques depuis un an, s'était procuré, par ses excès, un pléthore extrême. Après dîner, étant assis dans son fauteuil, il éprouva tout-à-coup une sensation extraordinaire de froid et d'engourdissement sur un côté de la tête, et il lui fut impossible de se lever. On lui pratiqua immédiatement une forte saignée locale, et une action suffisante ayant été exercée en même temps sur le tube digestif, tous les symptômes fâcheux s'évanouirent en quelques heures.

Un goutteux, âgé de 71 ans, robuste, corpulent et d'un tempérament mixte, exempt de la goutte depuis trois ou quatre ans, fut dernièrement saisi, à la suite de grands écarts de régime, d'une apoplexie légère qui dégénéra en une hémiplégie considérable. Les facultés de l'esprit furent très-affaiblies; il y avait également une obstruction évidente du foie, et une altération extrême de diverses sécrétions. Le canal digestif se trouvait dans un état de torpeur. La diathèse inflammatoire était si prononcée, qu'on eut d'abord recours à la saignée générale. L'excitation des fonctions du foie, du canal alimentaire et des reins, constituèrent un traitement régulier, mais malgré ces moyens et une diète rigide, il fut nécessaire d'y joindre l'usage des saignées locales. Le malade se rétablit sans qu'il restât des traces de paralysie.

Un homme corpulent, âgé de 53 ans, pléthorique, et plutôt d'un tempérament sanguin que mixte, était sujet à la goutte depuis plusieurs années, et avait souffert depuis deux mois un paroxisme intense, qu'on avait entièrement abandonné à son propre cours, sans adopter aucun traitement. Ce malade n'avait jamais interrompu ses écarts ordinaires de régime. Il s'était plaint pendant le jour d'une grande douleur de tête, et une distorsion très-légère s'était manifestée dans les muscles de la face : en se baissant pour ôter ses vêtemens, au moment du coucher, il fut pris d'un accès et expira.

Le dernier cas dont je parlerai est celui d'un malade entre 60 et 70 ans, qui éprouva une attaque d'apoplexie. Pendant plusieurs années, il avait été cruellement tourmenté par la goutte; mais, depuis ces derniers temps, elle ne s'était plus montrée chez lui que sous la forme chronique. Les influences réunies d'une diète trop nourrissante, d'un état de torpeur des intestins et d'habitudes entièrement sédentaires, amenèrent tout-à-coup cette apoplexie qui, par sa violence, menaça de devenir à l'instant funeste. On tira une quantité copieuse de sang par une large ouverture, et l'on poursuivit avec un succès complet le traitement général ordinaire.

Dans ces cas, le pronostic d'un rétablissement permanent est favorable en proportion que les symptômes de paralysie disparaissent, que la tranquillité et le bien-être reviennent, que le sommeil est moins profond et plus réparateur, que les facultés deviennent plus libres et que le pouls recouvre sa régularité : tant que ce dernier reste variable et intermittent, nous pouvons être assurés que les fonctions du cerveau ne sont pas encore dans leur état naturel. Notre jugement sera en outre guidé par l'état des sécrétions et du canal digestif en particulier. Si les secours sont heureusement sous la main, et si l'on pratique des saignées copieuses avant qu'il soit survenu une rupture des vaisseaux, le succès est très-probable. On fera observer au malade la position demi-verticale dans son lit, au lieu de celle qui est presque horizontale ; et l'application répétée de la lotion évaporatoire sur la tête, forme un auxiliaire utile des moyens généraux du traitement. L'entretien de la fraîcheur dans l'appartement est un point additionnel d'une grande importance.

On doit insister, pour la sécurité future du malade, sur l'observation du régime prophylactique, pendant le reste de la vie, et sur une stricte régularisation des fonctions du tube digestif. On évitera les vêtemens trop étroits et sur-tout une cravatte trop serrée. Les individus dont il s'agit étant corpulens et pléthoriques, doivent avoir le plus grand soin de se dispenser de se baisser et de tourner tout-à-coup la tête, sans tourner en même temps le corps. Les lotions faites chaque matin sur la tête avec de l'eau froide seront très-avantageuses, et l'on pourra les répéter en tout temps, avec une utilité égale, quand la tête est douloureuse par suite d'une détermination locale du sang. Les appartemens chauds doivent être évités comme très-nuisibles, et le calme de l'esprit, l'absence des passions, sont également au nombre des motifs les mieux fondés de sécurité. En écoutant les avis de son médecin, et en apportant une attention égale sur l'état du moral et du physique, on pourra faire servir à son utilité personnelle les menaces même d'apoplexie, tandis que les rechûtes dans les erreurs de régime entraîneront ces conséquences funestes, trop bien connues pour que nous ayons besoin d'en parler davantage.

TABLE *d'une Méthode analytique de Recherches p[illegible] de Goutte et pour l'histoire générale de la Maladie, adoptée par l'auteur [illegible]position du présent Traité.*

1. Age, sexe, etc.	2. Structure générale ; corpulence ; peau ; complexion ; ressemblance de famille.	3. Habitude du corps ; tempérament ; points généraux, de la constitution, idiosyncrasie.	4. Habit[illegible] mat ; à q[illegible] tres mal[illegible] goutteux [illegible] jet ?	[illegible]re de vie ; [illegible]tions.	6. Habitudes.	7. La goutte est-elle dans la famille, et à quel dégré de parenté ?	8. A quel âge la première attaque, et dans quelle partie ?
9. Dans quelles parties consécutivement et dans quel ordre? Les diverses parties ont-elles été affectées simultanément ou successivement ?	10. A quelle époque des vingt-quatre heures, en général ?	11. Saison de l'année ; y a-t-il périodicité ?	12. Caus[illegible] rales pr[illegible] tes et exci[illegible]	[illegible] Quels sont [illegible]ptômes pré[illegible]s ?	14. Quelle relation la violence de l'attaque a-t-elle avec les causes prédisposantes et excitantes particulières ?	15. Quelle est la partie la plus douloureuse ?	16. La plus grande douleur a-t-elle lieu le jour ou la nuit, et à quelles heures ?
17. Sensations locales dans le fort du paroxisme.	18. Apparences et caractères locaux ; température de la part. enflammée en contraste avec celle des autres parties ; la desquammation a-t-elle lieu à mesure que l'inflammation se dissipe ?	19. Symptômes généraux relatifs au pouls, à la peau, à la langue, à l'action et à l'état du tube digestif des reins, genre de sécrétions etc. ?	20. État [illegible] prit ; q[illegible] les symp[illegible] veux ?	[illegible]artère est-il [illegible]e ? y a-t-il [illegible]mpes dans [illegible]es muscles ?	22. Quel a été le traitement ordinaire, et quels en ont été les résultats ?	23. La goutte a-t-elle été jamais rétrocessive ? Quelle partie a-t-elle quittée ? Quelle est celle qu'elle a occupée ensuite ? Quelle en a été la cause excitante ?	24. Quelle a été la plus longue et la plus courte durée d'un paroxisme ?
25. Quel a été le plus long et le plus court intervalle entre les paroxismes ?	26. Quel changement de structure est-il survenu dans les parties affectées durant les paroxismes ?	27. Les progrès de la goutte augmentent-ils ou diminuent-ils en proportion de la sévérité ou de la durée du paroxisme ?	28. Qu[illegible] ence un [illegible] violent [illegible] il avoir d[illegible] longation [illegible] tervalle c[illegible]	[illegible]a goutte a-t-[illegible]cédé ou non [illegible]aladies ?	30. le malade considère-t-il sa constitution comme améliorée ou altérée par la goutte.	31. A quelles autres maladies la goutte a-t-elle prédisposé ?	32. Citation et examen des opinions particulières de pratique des divers auteurs.

Considérations générales sur les conditions morbides des organes digestifs, et observations pratiques sur la gravelle.

Si l'on considère l'importance des fonctions exercées respectivement par chacun des organes digestifs, depuis le premier procédé de la nutrition jusqu'à son parfait accomplissement, et la constance que l'on met à outre-passer les besoins naturels et à se livrer à toutes les indiscrétions possibles dans le régime journalier, on ne saurait être surpris, avec un peu de réflexion, que la conséquence fréquente n'en soit un dérangement quelconque de ces mêmes fonctions. Les altérations des organes digestifs ont de tels rapports avec toutes les maladies chroniques, que si l'on venait à établir la classification de ces dernières sur le mode le plus heureux de traitement, les travaux des nosologistes se réduiraient presqu'à rien. A mesure que la science fait des progrès, la confiance dans les remèdes spécifiques pour les maladies particulières s'évanouit par degrés; et depuis quelques années, la vraie philosophie a commencé à éclairer la marche de la médecine, en lui faisant prendre comme guides l'expérience et la raison, à la place des vagues hypothèses et des préjugés populaires.

Le docteur Hamilton et M. Abernethy ont prouvé, de la manière la plus intéressante, dans leurs ouvrages, l'importante considération que mérite l'état des organes digestifs, dans le traitement des diverses maladies. Les vues originales de ces auteurs, sur le sujet en question, me semblent devoir être rangées au nombre des plus grandes découvertes dont notre art se soit enrichi. Nous ne nous contenterons plus désormais de prescrire superficiellement l'application des toniques et des anti-spasmodiques pour un estomac affaibli et les sympathies nerveuses concomitantes, ou pour les formes nerveuses de l'affection; mais nous apporterons tous nos soins à rechercher les causes d'une telle débilité. Des obstructions peuvent exister au-dessous de l'estomac, et la nature, par prudence, aura retiré l'appétit, quand les forces digestives sont oppressées et suspendues. Les sympathies nerveuses qui suivent ces dérangemens doivent être alors justement regardées comme des affections secondaires, et l'on trouvera souvent qu'elles cèdent avec la plus grande facilité, après la disparition des causes primitives d'irritation. Les doctrines générales des maladies ayant ainsi fait un grand pas, on aurait pu croire que la pratique consécutive de la médecine dans les affections individuelles et dans les cas anomaux, deviendrait également claire et définie. Il me semble cependant qu'il nous reste encore à faire à cet égard. Les règles d'un traitement exact ne ressortent, il est vrai, que de la seule expérience, et elles ne sont pas susceptibles d'une histoire *graphique*; mais j'ose croire que le principe de l'analyse, sur lequel j'ai basé le traité précédent, peut être aussi appliqué utilement à l'objet qui nous occupe. Des opinions très-différentes existent à l'égard du viscère particulier le plus communément affecté et de la méthode de traitement. Quelques médecins administrent le calomélas à doses aussi fortes et aussi répétées que le plus simple purgatif de la matière médicale, quelque soit d'ailleurs l'organe ou la série d'organes affectés, et l'on ne peut douter que l'abus de ce médicament actif ne produise souvent, dans la constitution, des accidens sérieux et irréparables.

La simplicité même qui, jusqu'à un certain point, appartient également à la philosophie et à la vérité, peut nous conduire trop loin et nous faire adopter trop exclusivement le principe de la généralisation. La pratique particulière du docteur Hamilton paraît consister dans l'emploi continuel des purgatifs, afin de prévenir, par de constantes excrétions, une accumulation vicieuse dans le canal alimentaire, et d'exciter ainsi l'action saine de ce dernier par un changement total de fonctions. Ce changement, et non simplement l'effet de la disparition d'une accumulation particulière quelconque, me semble être l'explication nécessaire de ce mode de traitement. Dans l'espace de temps qu'il dure, la quantité de l'accumulation, pendant une période donnée et multipliée plusieurs fois, en raison de l'effet total produit par la méthode purgative.

Le traitement de M. Abernethy me semble fondé sur la croyance qu'une simple erreur de sécrétion, dans le trajet du canal digestif, et plus particulièrement dans le foie, est la cause des symptômes, et que l'on doit y obvier par des moyens qui tendent plutôt à calmer et à corriger, qu'à agir avec une activité considérable pour favoriser l'excrétion. Dans un cas, M. Abernethy, choisira pour remède une dose de calomélas combinée avec un purgatif; dans un autre, il donnera un oxide de mercure moins fort, à dose assez petite pour ne produire aucune opération sensible, et en même temps, il aidera l'action des intestins par quelque apéritif très-doux.

Les maladies dont ces deux auteurs ont traité, sont certainement d'un caractère très-différent. Le docteur Hamilton s'est livré à l'examen d'un grand nombre de maladies importantes, aiguës et chroniques, heureusement guéries par les purgatifs. M. Abernethy s'est occupé, dans un essai philosophique et très-ingénieux, de ces dérangemens généraux du système qui paraissent devoir leur origine et leur durée à un état morbide des organes digestifs, et dont les caractères exacts ne sont presque pas décrits. On sait qu'il fut conduit aux considérations de ce genre, en trouvant dans sa pratique chirurgicale, que les maladies locales étaient souvent très-aggravées et devenaient extrêmement rebelles par une condition morbide constitutionnelle. La pratique de ces auteurs distingués se rapporte, comme je l'ai dit, à des maladies de classes diverses ; mais par rapport aux principes , elle me semble présenter aussi des différences considérables. Pour en faire la distinction , je donnerai à ces méthodes respectives, les noms d'altérante et de purgative.

Je ne suis pas préparé à entrer dans l'examen difficile de toutes les indications qui réclameraient l'une ou l'autre; mais je conçois qu'on peut, à cet égard, donner quelques règles utiles, et je vais chercher à faire connaître ces règles en peu de mots. Nos principes de traitement doivent non-seulement varier avec la diathèse morbide individuelle, suivant que l'estomac , le foie , la rate , les reins , une partie ou la totalité du canal digestif sont affectés , soit séparément, soit simultanément ; et en outre, suivant le genre et le degré des symptômes, l'influence modifiante de la différence du tempérament et la nature de la maladie constitutionnelle dont le malade peut être accidentellement atteint; mais , de plus , les remèdes particuliers , pris dans la même classe de médicamens, doivent être adoptés a l'intention particulière ou à l'ensemble des intentions que l'on cherche à remplir. Ce sujet, très-étendu, aurait besoin d'un volume entier, et non pas seulement de quelques pages, pour sa discussion.

Quand la constitution offre une tendance à la goutte ainsi qu'à un état morbide des organes digestifs, les purgatifs diurétiques, pris à doses modérées, mais régulières, et l'usage de doux altérans mercuriels sont ordinairement, comme je l'ai déjà dit, le mode le plus efficace de traitement, parce qu'outre un dérangement des fonctions sécrétoires, il existe une forte disposition à la réplétion et à la pléthore, contre laquelle il faut se mettre en garde. De même, lorsqu'il n'y a pas de disposition goutteuse, mais qu'on peut craindre l'apoplexie, ou un érysipèle inflammatoire intense, ou bien lorsque notre malade, corpulent et habitué à des écarts de régime, est affecté d'anomalies annonçant une tendance à la paralysie, on doit avoir en vue la réunion des mêmes principes de traitement.

Nous allons maintenant examiner les modifications de ce même traitement, exigées par l'organe particulier qui est affecté.

Si les symptômes dont nous avons parlé, font connaître que c'est l'estomac, on obtiendra souvent un avantage décidé par une dose d'ipecacuanha : la prompte évacuation des matières nuisibles qui y étaient renfermées, sera plus immédiatement et plus grandement utile que l'usage prolongé d'un simple correctif. Le mercure, administré autrement que comme purgatif, ne doit être donné qu'à très-petites doses, et précisément suivant les préceptes de M. Abernethy. Cependant, dans le cas où de semblables doses augmenteraient l'enduit de la langue, rendraient l'haleine fétide et la salive plus visqueuse, il faudrait de suite abandonner ce médicament. Les éructations ou flatuosités de l'estomac constituent le symptôme le plus incommode de la dyspepsie : elles sont l'effet immédiat de la fermentation dans l'estomac, qui résulte du défaut de forces de ce viscère pour faire subir aux alimens leurs premiers changemens, après la mastication. L'emploi des toniques est alors certainement indiqué, mais ils doivent être ménagés avec beaucoup de précaution. Les amers énergiques irritent et incommodent. Le carbonate neutre d'ammoniaque seul, dans l'eau tiède ou dans quelque autre véhicule, ou avec l'addition du jus de limon, afin de le faire prendre dans un état d'effervescence, est un remède utile. Si ce sel, néanmoins, se trouvait trop stimulant, on préférerait le carbonate de soude. On doit avoir soin, quels que soient les moyens employés, de ne pas donner lieu à des nausées, et de régulariser l'action des intestins plutôt par des pilules que par aucun apéritif liquide. L'état de dépérissement du corps, et la débilité, qui sont les suites d'une dyspepsie intense, doivent être traités avec précaution par rapport aux purgatifs, dont l'administration contre-indiquée peut enlever beaucoup trop du chyle préparé déjà en petite quantité. Aussi, les sels purgatifs qui agissent sur tout le trajet du canal alimentaire, sont-ils moins convenables que les remèdes de cette classe qui, sous forme de pilules, sont d'une lente solution. Cette raison me fait croire également que plusieurs dispeptiques retirent des effets fâcheux de l'usage des eaux de Cheltenham, sur-tout quand ils les continuent long-temps. Quant à la condition morbide de l'estomac, qui nous occupe maintenant, je suis certain qu'elle serait très-avantageusement changée, par l'emploi de l'eau Chalybée pure, de Tunbridge-Wells, dans la saison appropriée de l'année, et après les préparations convenables (1). J'ai

(1) Je saisirai cette occasion d'observer que dans un été très-humide, tel que celui de 1816 par exemple, les

vu, dans maintes occasions, ces eaux minérales rendre à des dyspeptiques infirmes leurs anciennes forces, pourvu qu'ils se fussent astreints, en même temps, au régime indiqué.

Quand les symptômes correspondent avec ce que nous avons dit à la page 85, l'estomac n'est que secondairement affecté par l'indigestion qui a lieu dans le canal alimentaire, et principalement dans le duodénum. On doit faire attention que, dans ce cas, l'appétit ne manque pas, et

---

vertus de cette source sont fort diminuées, quoiqu'elle cherche à réparer, par sa qualité, dans un temps donné, ce qu'elle a perdu en force actuelle. Ainsi, au commencement de novembre 1815, après un été extraordinairement sec, cette source ne fournissait qu'un quart de gallon par minute. En octobre 1816, après une saison singulièrement pluvieuse, elle donnait, par minute, jusqu'à trois gallons et demi : sa force était proportionnellement affaiblie. Je trouve, qu'en comparant l'effet des réactifs sur l'eau, par rapport au temps et au degré où ils agissent, avec les résultats des mêmes réactifs, à l'époque où j'ai fait mon analyse, on peut obtenir des conclusions très-justes de la force de l'eau, dans un instant particulier quelconque. Cette connaissance peut servir pour ajouter ou non quelque préparation martiale pharmaceutique à l'usage de l'eau.

que chaque jour le malade prend des alimens en excès, relativement à l'énergie des forces digestives et assimilatrices. Ici, je le crois, nous associerons les pratiques du docteur Hamilton et de M. Abernethy. Il est avantageux de stimuler occasionellement les intestins, d'une manière active, par un purgatif mercuriel, et même avec des doses altérantes d'une préparation mercurielle ; on se trouvera bien d'y joindre une petite dose de quelque autre purgatif, tel que la poudre d'aloës composée, avec la poudre de rhubarbe et le savon médicinal, de préférence à les administrer l'une et l'autre séparément, parce que notre objet principal est plus de stimuler le tube digestif, que de favoriser l'absorption mercurielle. Une potion, avec les infusions de séné et de gentiane, et quelque teinture aromatique, conjointement avec une des deux sortes de pilules dont la formule se trouve à la page 358, ou avec celles qui sont indiquées par M. Abernethy, se trouvera d'une grande utilité, particulièrement quand l'acidité et les flatuosités prédominent.

Dans les circonstances dont j'ai parlé à la page 90, j'ai parfaitement réussi, au moyen du traitement en question continué pendant un temps convenable, et associé à un régime exact. On avait précédemment essayé, durant plusieurs semaines, les remèdes antispasmodiques, pour s'opposer à l'état alarmant d'hypocondrie dans lequel le malade était plongé, et l'on avait dirigé les toniques martiaux, et l'écorce du Pérou, contre la débilité, la langueur de l'estomac et de tout le système, qui existaient en même temps chez lui. Une pratique aussi imprudente n'avait apporté qu'un amendement léger, dû aux stimulans volatils, tandis que l'accroissement des symptômes avait résulté de la fausse application des toniques.

Quant au traitement des symptômes déjà énumérés, nous devons considérer que le foie lui-même est le siége principal de la maladie. Il est obstrué, et il peut être affecté d'une légère inflammation chronique. C'est alors que nous obtenons les avantages les plus manifestes des préparations mercurielles et de l'usage modéré, mais journalier, de quelque purgatif convenablement adapté à l'idiosyncrasie du sujet. Il existe certains cas, particulièrement quand on peut distinguer le siége du mal, soit par la sensibilité de la partie à la pression, soit par la tuméfaction, où l'emploi du mercure en friction est trouvé plus efficace que son administration interne seule. Le bain tiède est un excellent auxiliaire. Même dans ce genre d'affection, je suis persuadé que nous devons éviter, avec grand soin, l'abus du mercure, qui, prescrit de la sorte, devient plutôt un poison qu'un spécifique tel qu'on le prétend. S'il y avait une douleur très-intense dans l'un ou l'autre des hypocondres, les vésicatoires, et quelquefois même les ventouses, devraient précéder les frictions, et l'on aurait recours aussi à des doses répétées de purgatifs mercuriels. Dans les cas où cette même douleur de côté est très-légère, on retirera de grands services de l'emplâtre de mercure ammoniacal.

Je suis porté à croire que nous ne faisons pas assez d'attention à l'influence du cerveau, et que notre traitement échoue souvent pour nous être arrêtés aux effets éloignés de la maladie, lorsque, dans une complication de désordres des organes digestifs et du système nerveux, nous voulons découvrir le viscère particulier qui a été le siège primitif de l'affection. Quelle que soit l'intégrité du cerveau, comme instrument de la pensée, ses fonctions physiques (s'il est permis d'employer cette distinction), peuvent être assez détériorées pour devenir la source féconde de maladies secondaires très-sérieuses. Cet organe est non-seulement sujet aux dérangemens et lésions physiques, ainsi que les autres viscères, mais il est, en outre, sous l'influence particulière immédiate de nos émotions et de nos passions. Il est donc très-probable, en théorie, que la circulation du cerveau, et ses forces nerveuses, éprouveront des altérations fréquentes, d'où résultera une influence primitive puissante sur l'action saine des organes digestifs. Autant que possible, nous n'appliquerons directement, sur cet organe, en fait de remèdes physiques, que ceux qui tendront à diminuer ou à augmenter la quantité du sang qui s'y porte, ou à rendre la circulation égale et régulière. On fera beaucoup par l'intermédiaire des influences morales, et, à cet égard, le médecin doit être tout à la fois philosophe et philantrope.

Si la tête essuie une lésion grave, nous reconnaissons immédiatement la connexion importante qui subsiste entre le cerveau et les organes digestifs. Ces derniers s'affectent; et telle est la série des actions morbides, que leur influence s'étend ensuite sur le cerveau, et qu'il s'établit entr'eux une correspondance mutuelle de maladies. C'est sur cette partie du traitement que M. Abernethy a porté des vues si grandes et si utiles; mais, quelle que soit la juste importance qu'il ait attribuée aux soins qu'on doit prendre des fonctions digestives, dans les cas d'injure locale, je suis disposé à croire qu'il a recommandé aussi une pratique trop exclusive.

Dans plusieurs cas très-frappans de dérangemens de l'estomac, du foie et du canal digestif, mon traitement par les purgatifs et les altérans n'a pas réussi avant d'avoir débarassé le cerveau d'un état de congestion qui n'était qu'obscurément indiqué par les symptômes. Lorsqu'une obstruction du foie est la cause réelle d'une détermination morbide du sang vers le cerveau, notre traitement radical, en faisant disparaître une telle obstruction, tendra en même temps à soulager immédiatement les vaisseaux du cerveau, par une soustraction de sang. Nous devons chercher à distinguer avec soin les symptômes nerveux qui naissent des causes opposées. Les maux de tête, les vertiges, les tintemens d'oreilles, les pulsations, et l'absence d'énergie mentale, peuvent provenir ou d'un excès, ou d'un défaut de sang dans les vaisseaux du cerveau; et notre pratique doit, en conséquence, être basée ou sur la déplétion, ou sur les stimulans.

Sydenham, en décrivant l'influence de l'état de l'esprit sur les fonctions de l'économie animale, observe ce qui suit :

« Le malade doit, avec le plus grand soin, chercher à conserver sa tranquillité d'esprit; car toutes les passions actives, si elles deviennent immodérées, dissipent grandement les esprits qui sont les instrumens de la digestion, et par là, elles concourent à augmenter la goutte. »

Quant à la fonction sécrétoire des reins, si nous admettons, comme la vérité nous y oblige, qu'elle est un agent essentiel dans le procédé d'une assimilation saine, il s'en suivra que nous devons attacher une importance considérable à la connaissance médicale des divers changemens morbides qu'éprouve l'urine, et d'étudier avec soin les véritables indications que présentent ses caractères externes. La connexion relative, qui subsiste entre les organes digestifs et les reins, est extrêmement curieuse, et il paraît surprenant que l'état particulier des uns, influence si rapidement les autres, quand nous considérons que le sang qui se rend aux reins, pour subir le procédé de sécrétion, est obligé auparavant de traverser, en partie, toute la série des vaisseaux qui servent à la circulation. De même, l'office du rein étant tout-à-fait excrémentitiel, comment rend-il le service, dont nous venons de parler, à la totalité du sang en circulation, quand, dans le premier tour que fait ce fluide, après l'absorption du chyle, l'organe ne peut agir que sur une très-petite portion du sang artériel du système? Je suis disposé à croire que plusieurs tours de la circulation ont lieu avant qu'un parfait mélange du sang soit effectué, et c'est seulement de cette manière, que les reins peuvent remplir leurs fonctions salutaires sur la masse sanguine entière. Si une personne est saignée du bras, peu de temps après son dîner, le sérum est entièrement laiteux, comme j'en ai éte souvent témoin, et cette circonstance vient à l'appui de mon argument.

Dans mes discussions précédentes, aux sujet de l'urine, je me suis convenablement étendu sur la nature des divers sédimens, et je renverrai, pour cet objet, à ces observations.

Lorsque le système de la veine-porte était dans un état de congestion, j'ai toujours trouvé dans l'urine un excès d'urée, et de tous les autres principes, et je puis affirmer que, lorsque le sédiment briqueté est abondamment déposé, on peut le regarder comme une preuve présomptive de ce fait, et comme une excellente indication pour l'emploi des purgatifs diurétiques, et d'une méthode corrective de remèdes et de régime Il est rare alors qu'on puisse se servir des toniques sans inconvéniens. Lorsqu'un tel sédiment est copieux, et long-temps continué, on en doit tirer la conclusion dont j'ai parlé, et poursuivre, avec une grande persévérance, le traitement que j'ai recommandé.

Si le sédiment est composé de phosphates terreux, ce qui se connaît aux caractères décrits dans la 1re partie de cet ouvrage, il arrive ordinairement qu'on a besoin d'employer le traitement fortifiant, conjointement avec les méthodes purgative et corrective :

en effet, j'ai constamment observé que le malade, dans ces occasions, souffre en quelque sorte de la débilité et de l'irritation nerveuse, et que, dans le cours d'un paroxisme de goutte, ou d'une inflammation chronique du foie, sans liaison avec la goutte, l'état du système nerveux donne lieu à ces symptômes, d'une manière plus ou moins remarquable, toutes les fois que les phosphates prennent la place des urates, dans la composition du sédiment.

On a quelquefois pensé qu'il serait fort utile que nous puissions déterminer, avec exactitude, si l'urine d'une personne en proie à une maladie ou à un dérangement d'action du foie, contenait de la bile, et estimer en même temps ses proportions. J'ai, en conséquence, procédé à quelques expériences, dans la vue de comparer l'effet de l'acide muriatique, comme réactif, avec celui des chiffons de vieux linge, qu'on choisit le plus ordinairement. Voici les résultats que j'ai obtenus.

De la bile récente, saine, ajoutée à de l'urine saine, dans la proportion d'une partie sur trente, est devenue immédiatement d'un vert léger, et cet effet a été distinct pendant deux ou trois minutes. Au bout de quelque temps, le vert a pris une teinte foncée.

Une partie de bile, mêlée avec soixante d'urine, ne manifestait l'apparence verte distincte, par le moyen de l'acide muriatique, qu'après deux ou trois minutes.

Quand les proportions étaient une partie de bile, sur cent vingt d'urine, la couleur verte ne se distinguait qu'au bout de vingt-quatre heures.

Une partie de bile, sur cent vingt d'eau, donnait, à l'instant, la couleur verte, par l'acide muriatique.

Si les proportions étaient d'une partie de bile sur deux cent quarante d'eau, le changement n'était apparent qu'après un temps très-long.

Au moyen du chiffon de vieux linge, la tache jaune qui distingue la bile ne s'apercevait que quand la proportion de ce fluide était d'une partie sur soixante d'urine.

Une petite quantité de l'urine d'une personne ictérique, qui, au bout de peu de temps, produisait une couleur verte d'herbe, légère, ne communiquait aucune tache jaune au linge qu'on y avait laissé plusieurs heures.

J'ai, enfin, à faire connaître l'opinion de

M. Rose (1), communiquée au docteur Henry, de Manchester, comme une découverte curieuse, est appuyée d'un exemple (2), que, dans l'hépatite, l'urine est dépourvue de son principe constituant et très-essentiel, l'urée. Dans le cas de mon goutteux dont il est parlé à la page 407, l'urine n'en contenait presque pas (3), et comme je l'ai dit à la page 409,

---

(1) Voyez, Thomson's annals of philosophy, juin 1815.

(1) Voyez, Thomson's annals of philosophy, november 1815.

(2) La méthode dont je me suis servi était de concentrer très-fortement l'urine, et ensuite, après l'avoir filtrée, d'y ajouter des portions respectives d'acide nitrique et d'une solution saturée d'acide oxalique. Les cristaux perlés qui se manifestent presque instantanément lorsque l'urée est très-abondant, et qui sont même une preuve non équivoque de sa présence, son bien connus. L'acide oxalique agit plus lentement; et si l'urée est en petite proportion, il a besoin d'environ 24 heures pour produire un effet décidé. Le précipité est composé de petits cristaux transparens qui paraissent d'une couleur rougeâtre lorsqu'on les regarde avant qu'ils aient été lavés. On les distingue aisément du précipité pulvérulent blanchâtre de chaux et de magnésie, qui a lieu immédiatement par ce réactif. D'après quelques expériences comparatives, j'ai reconnu que ce réactif était bien préférable à l'acide nitrique pour découvrir la présence de l'urée, et j'ai

le même fait se remarqua dans six autres exemples où l'urine, quoiqu'albumineuse, manquait également d'acide urique et d'urée. Chez ces individus, l'estomac était faible, et les forces digestives en défaut; mais je ne déciderais pas que la maladie fût une hépatite.

Dans six cas très-manifestes d'hépatite, j'ai non-seulement découvert l'urée, au moyen des acides nitrique et oxalique; mais, en outre, j'ai trouvé un grand excès de ce principe. Je suis donc porté à croire que les exemples de M. Rose et du docteur Henry, doivent être considérés comme des exceptions à la règle générale, plutôt que comme des faits propres à appuyer une conclusion aussi forte que celle dont il s'agit.

---

encore à cet égard, en ma faveur, l'autorité du docteur Prout. Le procédé de la distillation de l'urine, pour procurer du carbonate d'ammoniaque comme preuve de l'existence de l'urée, et l'essai de ce produit sur le muriate de chaux, qu'il a la vertu de décomposer, originairement proposé par Vauquelin, et adopté comme le meilleur par le docteur Henri, me semble sujet à des objections.

Est-il sûr qu'aucun autre principe animal, dans l'urine, ne fournira du carbonate d'ammoniaque, à la température de l'eau bouillante?

Les formes d'affections que je viens de considérer, réclament des attentions très-suivies sur le régime, attentions sans lesquelles le savoir du médecin échouerait tout-à-fait dans leur traitement. Je tâcherai de comprendre ces considérations dans mon chapitre sur le régime prophylactique. Une modification de pratique très-importante à l'égard des dérangemens des organes digestifs, est nécessitée par leur combinaison avec d'autres états morbides qui peuvent être d'une nature primitive ou secondaire.

On trouve dans les auteurs de nombreux exemples de semblables complications de maladies, et il me reste maintenant à en parler. Comme je prétends être concis sur ce sujet, je ne puis probablement choisir un exemple plus frappant que cet état d'irritation des poumons, qui se manifeste par une toux incommode, par une respiration difficile, dont la fréquence augmente aisément pour des causes légères, qui est accompagnée d'une sensibilité de la poitrine, ou d'une douleur de côté, et que nous voyons quelquefois exister avec un nombre plus ou moins grand des symptômes rapportés depuis la page 113, jusqu'à la page 119.

Parfois toute l'attention du malade se porte sur les sensations incommodes qu'il éprouve à la poitrine, et il faut apporter alors beaucoup de soins dans notre diagnostic. Dans ces cas, la région épigastrique est ordinairement affectée d'une sensibilité marquée à la pression. L'enduit de la langue, les symptômes de dyspepsie, l'état particulier des sécrétions, l'absence du marasme et d'une fièvre hectique régulière, seront des signes distinctifs très-utiles.

C'est en de pareilles circonstances que notre malade qui, à la première vue, semblait menacé des tristes et rapides progrès de la consomption, se trouve souvent heureusement rétabli par l'emploi convenable et combiné des altérans, des doux toniques et des sédatifs, de concert avec le traitement topique qui pourra se trouver nécessaire. On dit, dans les cas graves de ce genre, que le malade a été guéri de la consomption; mais les poumons n'avaient été que secondairement et sympathiquement affectés.

Lorsque la diathèse scrophuleuse se trouve réunie à un désordre des fonctions digestives, nous devons mettre la plus grande circonspection dans l'usage de la préparation mercurielle. Employée sans précaution, elle agirait comme le poison le plus nuisible, en amenant facilement le ptyalisme, la fétidité de l'haleine, une disposition universelle aux engorgemens glandulaires, une débilité générale, et une aggravation des symptômes dyspeptiques. Si nous nous servons du mercure chez un individu d'une constitution semblable, ce ne doit être que comme d'un purgatif occasionel. J'ai parfois procuré alors à l'estomac, et au système en général, un avantage matériel, par l'emploi de la *chlorine* à l'intérieur. Je la prescrivais, sous forme de solution aqueuse saturée (1), deux fois par jour, à la dose d'un demi-gros, que je portais graduellement à deux gros, dans quelque véhicule simple. Un gros de la solution, et un gros de teinture de kinkina composée, dans un verre d'eau, telles sont la forme et la dose les plus ordinaires que j'aie employées. Je l'ai aussi administrée dans la dyspepsie, et

---

(1) On en trouvera chez M. Garden, préparateur-général de chimie, Oxfort street, n.° 372. Il faut la préserver avec soin du contact de l'air et de la lumière, si l'on veut empêcher sa décomposition. J'ai toujours fait recouvrir la fiole qui la contenait, d'un papier brun.

dans la faiblesse des organes digestifs, qui est quelquefois la suite d'un traitement mercuriel actif, avec de très-bons effets dans la plupart des cas, et jamais avec aucun mauvais résultat. L'estomac s'accomode très-facilement à sa présence, et elle n'a produit du mal-aise et des nausées que chez deux individus dont l'estomac était évidemment le siége d'une affection antérieure. Le malade ressent le plus communément, après en avoir fait usage, une sensation de bien-être et une augmentation d'énergie qui lui étaient inconnues. La *chlorine* agit pour l'ordinaire comme diurétique, mais elle ne paraît pas influencer les intestins, à moins qu'ils ne soient dans une condition morbide, cas où j'ai trouvé que cette substance devenait purgative. J'ose me flatter qu'elle (1) sera reconnue comme l'au-

---

(1) Le docteur Willam (on Cutaneous Diseases p. 360) parle en termes favorables de l'usage de ce remède dans la première période de la scarlatine augineuse. Il le prescrit à la dose d'un demi-gros pour un adulte, et de dix à douze gouttes pour les enfans. Je n'ai pas jugé nécessaire de le donner à doses aussi foibles. Cet auteur indique les précautions pour prévenir la décomposition de la chlorine, et, d'après M. Allen, il fait connaître l'expériece suivante

xiliaire le plus utile dans le traitement des scrophules, et d'après les bons effets que j'ai déjà eu occasion de lui voir produire je la recommanderai au gens de l'art, comme méritant d'être essayée dans ces déplorables maladies contre lesquelles n'échouent que trop souvent tous les autres moyens de traitement.

Je me bornerai à ces observations générales sur cet intéressant sujet; mais, avant de finir, je ne puis m'empêcher de dire quelque chose de la méthode des bains, ou ablutions d'acide nitro-muriatique dernièrement introduites dans la matière médicale, par le docteur Scott. Telle est la difficulté de déterminer le vrai caractère et la valeur de tout remède nouveau, que les recherches sur l'efficacité de celui-ci ne sauraient être trop générales, et qu'on devrait recevoir avec reconnaissance les observations fidèles

---

pour apprécier son degré de pureté : « Le papier bleu, plongé dans le véritable acide oxi-muriatique, conserve sa couleur ; mais si l'acide en question contenait de l'acide muriatique ordinaire, le papier prendrait à l'instant une teinte rouge ; et l'on reconnaît par-là que la préparation ne vaut rien pour l'usage médicinal. »

et soignées qu'offrirait chaque praticien. Dans une science aussi obscure et aussi difficile que la médecine, les doctrines et les remèdes doivent subir l'épreuve du temps et des oppositions, avant d'être admis comme bons, ou laissés de côté comme inutiles. C'est animé d'un pareil esprit, que je vais procéder à l'examen du médicament très-populaire dont il s'agit.

Les premières notions qu'en ait données le docteur Scott, et qui soient venues à ma connaissance, se trouvent consignées dans le second numéro du journal des sciences et des arts. Voici ce qu'il dit à la page 202 : « Etant dans l'Inde, je désirai ardemment de trouver à substituer au mercure un remède qui fût aussi efficace et moins nuisible, et mes essais ne sont pas restés tout-a-fait sans succès. Je connus que l'acide nitrique agit le plus aisément sur la matière résineuse de la bile, et jespérai pouvoir communiquer au corps vivant un état acidule tel, qu'il pût produire les effets que je désirais. » Il assure ensuite que l'opération de cet acide, si on l'administre par l'intermédiaire de l'estomac, aux doses qui lui seraient nécessaires devient nuisible, tandis qu'il résulte quelques avantages importans de son absorption par la peau. En terminant ce mémoire, il parle encore des résultats heureux obtenus, en chargeant le corps de quelques-uns des acides minéraux ou de leurs élémens, par le moyen des absorbans cutanés.

Le docteur Scott à consigné dans la troisième partie des observations chirurgicales de M. Charles Bell, quelques remarques, parmi lesquelles je trouve la suivante : « Je ne suis pas maintenant convaincu qu'il pénètre dans le système une particule d'acide. Je soupçonne que les effets en question proviennent de la *chlorine* seule. » Il est évident que l'auteur, lui-même, ne donne pas sa proposition pour raison de l'efficacité du remède, et il serait facile de prouver que les passages que je viens de citer sont sujets à de fortes objections. Quoiqu'il en soit, à cet égard, les faits, et non la théorie, sont les points les plus dignes de discussion, et c'est à l'examen des premiers que je m'arrêterai.

J'observerai d'abord que nous rencontrons rarement des difficultés dans l'administration interne des acides ou de la chlorine. Les questions suivantes naissent alors naturellement : ce mode, en apparence inefficace, de se servir d'un remède que nous pouvons, avec facilité, prescrire intérieurement, est-il réellement suivi de quelques effets supérieurs? Quelles sont la nature et la somme de ces effets? Ce remède est-il réellement pourvu d'une puissance active? Enfin, est-il digne de confiance, soit par lui-même, soit comme auxiliaire d'un autre traitement?

Les sentimens du malade sur le mode d'action de tous les remèdes secrets, doivent être admis avec beaucoup de méfiance. Ordinairement, il a pour ces moyens une prévention favorable, et l'influence de l'impression mentale tient souvent, chez lui, la place d'un effet positif et palpable. Au besoin nous trouverions mille preuves de cette vérité dans l'histoire des divers arcanes, et en particulier du magnétisme animal.

J'ai essayé le remède en question, tant par l'immersion des pieds, que par l'ablution de la totalité des extrémités inférieures, dans divers cas qui m'ont paru les plus heureusement adoptés, pour faire connaître tous les bons effets dont il peut être capable. Les proportions que j'ai employées étaient un gros de chaque acide, dans une pinte (*quart*) d'eau suffisamment tiède.

Une dame souffrant de la dyspepsie et d'un défaut de sécrétion de la bile, mais aisément influencée par la préparation mercurielle qui amenait chez elle une augmention d'action du foie; d'une constitution très-irritable, et ayant une peau fine et délicate, se fit éponger les jambes et les cuisses, avec beaucoup de soin, dix soirées de suite, sans qu'il se manifestât aucun effet apparent.

Un individu dont le foie avait été malade dans l'Inde, et qui, depuis, avait fréquemment éprouvé un dérangement manifeste de cet organe, annoncé par l'ictère, par une sensibilité et une douleur légère dans l'hypocondre droit, et par une altération des diverses sécrétions, se trouvant d'ailleurs sous l'influence de cette affection, dans sa forme la plus chronique, voulut essayer ce traitement, et le poursuivit très-assidument, chaque soir, pendant cinq semaines. Il n'en ressentit pas la moindre influence, soit sur le tube digestif, soit sur les reins. Il crut que le mal-aise de son côté avait augmenté, peu après qu'il en eut commencé l'usage; mais, à l'expiration de la période en question, il ne pouvait parler d'aucun effet positif, ni dire qu'il en eût retiré aucun avantage. Il reconnaît, avec plaisir, les bons effets marqués qu'il a obtenus par les purgatifs et l'usage du mercure comme doux altérant, traitement qu'il a depuis continué.

Une dame, de la constitution la plus irritable, d'une susceptibilité extrême pour les plus légères doses de la préparation mercurielle, ou pour l'action de tout remède actif, fit usage de l'immersion des pieds, dix soirées de suite, sans la moindre action apparente, si ce n'est que le froid des pieds, auquel elle était très-sujète, fut agréablement dissipé pendant tout ce temps.

Une autre dame, dont le foie présentait une tuméfaction évidente, et un état de congestion bilieuse toujours heureusement et promptement influencé par les purgatifs mercuriels, fit usage, pendant douze soirées, de l'immersion des pieds, et des lotions sur les membres; mais, à l'exception d'une douce chaleur dans les extrémités, il ne parut pas en résulter aucun autre effet, et elle crut devoir recourir, suivant sa coutume, à la préparation mercurielle, pour exciter l'action des intestins.

Enfin, j'ai fait l'essai de ce remède sur moi-même, dans un moment où, suivant le langage ordinaire, j'étais légèrement bilieux. Je trouvai qu'il produisait, dans les extrémités, une agréable sensation de chaleur, et ce fut l'effet le plus marqué pour moi, parce que je souffre habituellement du froid aux pieds : il en résulte aussi de légers picotemens. Je continuai l'ablution pendant six soirées. Je ne m'apperçus de rien autre chose que de cette action locale, et depuis, le froid des extrémités a reparu. J'ai examiné, chaque matin, la pesanteur spécifique de mon urine, ainsi que ses caractères généraux, et je n'ai pu découvrir aucune variation de son état ordinaire, par comparaison avec les résultats d'examens antérieurs. Je n'éprouvai nul changement dans l'action des intestins, dans l'appétit, ni dans les sensations internes.

Il me parut que ce remède se comportait principalement comme une lotion stimulante qui, par ses qualités pénétrantes, pouvait exciter les vaisseaux de la peau et une augmentation d'action : les dyspeptiques, et ceux qui souffrent par défaut ou par irrégularité de la sécrétion bilieuse, étant ordinairement affectés de froid aux extrémités, je crois qu'elle serait utile sous ce rapport. On m'a dit que son influence sur les extrémités sensibles des nerfs avait été comparée à celle du galvanisme, et que son mode d'agir pourrait bien être le même. Cette idée est ingénieuse, et me semble digne de quelque attention. D'après l'étroite sympathie qui existe entre la peau et le canal alimentaire, nous pouvons facilement croire que quelques individus, doués d'une peau délicate, et de cette sympathie, à un degré extrême, éprouveront une excitation soudaine dans l'action des intestins, par l'application répétée de la matière acide sur le tissu dermoïde, surtout quand les premiers sont dans un état prochain de dérangement. Les excrétions du foie, et son action générale, seront augmentées de cette manière; mais cette théorie diffère beaucoup de celle qui attribue au remède en question une action spécifique sur le foie. Le docteur Scott observe (Bell's *report*, *page* 363) qu'il est nécessaire, chez les individus bilieux, d'entretenir la liberté du ventre durant l'usage du bain, attendu qu'un de ses effets les plus avantageux est de produire un écoulement de bile dans le canal intestinal. Par opposition avec mes expériences, sans résultats, de ce remède, j'entends chaque jour des autorités très-respectables faire l'éloge de son efficacité extraordinaire. Je ne prétends donc pas nier qu'il ne puisse quelquefois produire des effets fort utiles, quoique mes recherches, pour m'éclairer à cet égard, aient été infructueuses. J'avoue aussi qu'elles n'ont pas été étendues, et que je ne puis, en conséquence, les présenter comme concluantes. Je remarquerai, néanmoins, que ce remède ayant été placé en avant, dans une opposition apparente avec la méthode ordinaire de pratique par le mercure, nous devons apporter de grands soins à constater son utilité. Ne serait-ce pas, en effet, un sujet de regrets, qu'un agent actif, qui, employé convenablement, est réellement avantageux, tombât dans un oubli non mérité, par suite des prétentions du nouveau médicament? S'il n'est pas tout-à-fait nul, au moins est-il inférieur, et son application n'est-elle pas incommode, autant par les parties sur lesquelles elle doit avoir lieu, suivant l'auteur, que par le temps de sa durée? M. Bell, après un panégyrique très-étendu des effets constitutionnels évidens qui résultent, dit-il, de ce bain, dans les affections ordinaires, le recommande également dans certains cas obscurs de syphilis, et cette proposition me paraît réclamer un examen particulier. A ce sujet, il représente le malade à moitié empoisonné par le mercure, et souffrant encore du virus syphilitique, ou de ses suites. Dans de semblables circonstances, il paraît offrir le traitement en question, comme remplaçant l'administration prudente du mercure, où de la salsepareille, de la diète lactée, et de l'air de la campagne. Quant à l'action du remède, il assure avoir vu la salivation et des ulcères des gencives survenir dans deux cas. En lisant ce passage, l'idée m'est venue que si l'on appliquait la liqueur acide à doses fortes et répétées, sur la peau d'un malade dont le système est très-chargé de mercure, il pourrait en résulter une action chimique à la surface, et qu'il serait possible, ensuite, de supposer la production d'une combinaison nouvelle et active de l'acide et du métal vaporisé. Si cette hypothèse se trouvait juste, elle expliquerait le mode d'agir de ce remède dans des cas semblables, et l'on pourrait choisir parfois cette manière d'admiuistrer une préparation saline mercu iielle, sans danger pour l'estomac et les intestins. L'idée que je suggère ici me paraît susceptible d'être améliorée et poursuivie. Dans les circonstances où le bain serait indiqué, je n'en conseillerai jamais l'application plus de deux ou trois fois par jour, pendant cinq à dix minutes chaque fois, de préférence à la période ennuyeuse d'une demi-heure à une heure, recommandée par le docteur Scott.

L'occasion suivante s'est dernièrement présentée de mettre à exécution l'idée dont j'ai parlé tout-à-l'heure. Un jeune homme qui avait subi un traitement mercuriel régulier pour des symptômes primitifs, s'adressa à moi pour une éruption cutanée, qui me parut être le *psoriasis syphilitica*. Ses gencives étaient très-ulcérées, sa langue présentait un enduit blanchâtre, et les glandes salivaires éprouvaient une action considérable. Je lui conseillai les moyens que je jugeai les plus propres à rétablir l'apparence naturelle des gencives. Au bout d'une semaine, ce changement ayant eu lieu d'une manière suffisante, je lui prescrivis la lotion et le bain acide, pendant dix minutes, soir et matin, quoique la montre d'argent qu'il portait fût encore entièrement ternie. A la visite suivante, trois jours après, les gencives étaient très-tuméfiées, d'un rouge vif, et le malade avait une salivation considérable.

Il était beaucoup mieux sous le rapport des sensations internes et de l'apparence extérieure. La continuation du traitement fit disparaître l'éruption, mais laissa la peau écailleuse. Au bout de huit jours de bains, les gencives commencèrent à se guérir, quoiqu'on continuât encore le remède acide. Chez ce malade, les reins et le canal digestif ne ressentaient aucune augmentation d'action.

De la théorie et du traitement de la gravelle.

Au commencement de cet ouvrage, j'ai déjà considéré la gravelle, tant par rapport à ses caractères externes, qu'à sa composition chimique : il ne me reste maintenant qu'à faire connaître quelques observations - pratiques sur la théorie et le traitement de cette déplorable affection.

C'est un fait curieux, comme je l'ai dit, de voir un grand nombre de goutteux assurer, dans l'histoire qu'ils nous donnent de leur constitution, qu'avant l'invasion de la goutte, ils étaient sujets, d'une manière remarquable, à la gravelle ; mais que depuis l'apparition de la première, ils n'ont plus été que légèrement tourmentés par l'autre. Plusieurs de mes goutteux prétendent avoir cruellement souffert de la gravelle dans leur jeunesse. La goutte les ayant entrepris, l'urine, chez la plupart, a cessé de fournir le sédiment cristallisé auquel nous donnons le nom de gravelle; mais en revanche, elle a déposé abondamment celui qui est pulvérulent, et d'une couleur briquetée. L'explication de ce singulier phénomène ne peut se trouver, suivant moi, que dans un état d'altération du système circulatoire. J'ai précédemment établi que les deux sédimens se rapprochent beaucoup, par rapport à leur composition chimique, et j'ai pensé que l'excès de la matière animale, et du mercure qui accompagne le sédiment briqueté, empêche l'acide urique de perdre une forme cristalline : en effet, quelque abondante que soit la quantité de ce sédiment, il n'en est pas moins complétement soluble dans la vessie, à la température ordinaire de l'urine; et cependant une proportion bien plus considérable d'acide urique ne peut être sécrétée de cette manière, que par l'urine qui dépose des cristaux. Le docteur Prout remarque, à ce sujet, que c'est une sage précaution de la nature, puisque, si l'acide urique pur était sécrété aussi abondamment que semble l'exiger l'économie animale dans certaines circonstances, il ne pourrait être tenu en solution dans l'urine. Cette comparaison du changement de constitution chez le goutteux, est exacte, en considérant la pathologie de la gravelle.

Le changement apparent d'une maladie dans une autre, à différentes périodes de la vie, s'accorde avec l'idée générale que la goutte et la gravelle ont une connexion très-intime, et plusieurs auteurs qui ont écrit sur l'une, ont aussi traité de l'autre. L'analogie a été confirmée, en outre, par le fait bien connu que l'acide urique est invariablement l'ingrédient principal des concrétions goutteuses, et très-communément des calculs urinaires ; qu'il entre aussi dans la composition de la gravelle rouge, comme on la nomme, et des sédimens colorés dont nous avons déjà fait mention. Malgré ces connexions intimes, nous voyons une différence importante dans la doctrine qui convient aux deux maladies. La théorie prédominante représente la gravelle comme une affection provenant d'une sécrétion excessive d'acide urique ; mais, ainsi que je l'ai dit, l'apparence des cristaux ne doit pas être admise comme preuve d'un tel fait, quoique cette conclusion soit certainement juste, dans le cas d'un dépôt considérable de sédiment briqueté. S'il existe des cristaux, je crois alors plutôt à une nouvelle combinaison de l'acide urique, qu'à un accroissement de ses proportions, et j'en ai donné ailleurs les raisons. L'influence d'un excès de matière acide dans le canal alimentaire, paraît être la véritable cause excitante de ce changement d'action du rein, ou, en d'autres termes, de ce nouvel arrangement des élémens de l'urine, d'où résultent ces cristaux qu'on a appelés gravelle. Les personnes les plus sujettes à cette maladie sont donc celles qui vivent principalement de végétaux, et qui éprouvent cette espèce d'indigestion accompagnée de la fermentation acétique. Celles, au contraire, qui usent avec excès de la viande et de liqueurs stimulantes, voient non-seulement une matière acide se développer dans le canal alimentaire, comme conséquence d'une digestion fautive, mais encore le système circulatoire s'accroître graduellement, bien au-delà des besoins de l'assimilation et de la nutrition naturelles. Dans le premier cas, la nutrition est en défaut, et le corps semble manquer de ce qui lui est nécessaire pour son entretien ; mais le goutteux se trouve précisément dans des circonstances opposées, et son extérieur présente l'apparence d'une réplétion plus ou moins fortement marquée.

Dans la goutte, les vaisseaux étant surchargés de chyle, forcent le rein à un accroissement d'action, pour excréter une partie de ce fluide surabondant qui ne peut être convenablement assimilé; et delà me semble résulter, non-seulement ce trouble dans la balance naturelle des élémens de cette sécrétion, qui sépare l'acide urique de ses combinaisons ordinaires, mais aussi l'excrétion d'une quantité considérable de matière animale, qui constitue le produit réuni, c'est-à-dire le sédiment briqueté. Ma théorie me paraît expliquer pourquoi les goutteux cessent d'avoir une forme aussi déterminée de gravelle qu'ils l'ont eue dans leur jeunesse.

La nature, toujours sage dans ses intentions, emploie le rein à un but avantageux, celui de combattre les fâcheux effets d'un procédé digestif imparfait du canal alimentaire, dans toutes ses affections mordides, qui ont reçu les dénominations de gravelle, de goutte, d'indigestion, ou de dérangement bilieux. Si, dans la gravelle, l'effort salutaire du rein, pour porter au dehors une matière non assimilée, donne lieu à une autre maladie, c'est un exemple de plus parmi les autres actions de l'économie animale souffrante, où l'effort de la restauration produit une maladie moindre. Je joindrai ici les détails suivans, sur la distinction très-marquée qui appartient à la pathologie de la gravelle et de la goutte.

Mon ami, M. Travers, l'un des chirurgiens de l'hôpital St.-Thomas, ayant remarqué que plusieurs malades atteints de la pierre et récemment admis à l'hopital, étaient originaires des districts du Comté de Sussex, entre Tunbridge-Wells et Lewes, et apprenant aussi que d'autres avaient été opérés de la pierre dans le pays même, ou en souffraient encore, crut devoir saisir cette occasion favorable de faire quelques recherches locales. J'eus le plaisir de l'accompagner. Nous fumes informés, par un chirurgien intelligent, de Nekfield, que la gravelle était la maladie prédominante, parmi les pauvres de son voisinage, et que la pierre n'était pas rare.

Les personnes sur lesquelles la maladie s'arrêtait, vivaient presqu'entièrement de végétaux, et faisaient usage de genièvre et de grosse bierre. Ces individus s'adonnaient à la culture, et on les représentait comme maigres, jaunes et peu robustes. J'examinai l'eau servant aux besoins domestiques du village : elle était d'une pureté remarquable ; sa pesanteur spécifique à 60° n'offrait que 1,0020. En rapprochant cet exposé de l'apparence des habitans et de celle d'une personne souffrant de la gravelle, de ce que j'ai dit des goutteux, page 185 et suivantes, les conclusions seront faciles à tirer.

Les auteurs (1) qui ont écrit sur la gravelle ont affirmé, avec la plus grande confiance, que l'urine qui dépose les sédimens cristallisés, ou pulvérulens et colorés (sédiment briqueté), est extraordinairement acide. Cette opinion est si forte chez M. Forbes, qu'il parle d'un flux de matière acide (2) du canal alimentaire. Ces auteurs considèrent

---

(1) Voyez particulièrement Forbes, *upon gravel and upon gout*; et Thomas Egan, M. D. F. R. S. *experimental inquiry into the nature of goutty and gravelly concretione*, *Nicholson's* journal, vol. XVI.

(2) Il s'étend aussi sur cette idée, qu'un tel acide, pris dans la circulation des premières voies, détache l'acide urique du sang en circulatiou, et cause la goutte par le

évidemment le dépôt cristallisé de l'urine comme exactement analogue à l'effet produit par l'addition directe de quelque acide dans l'urine saine. Leurs expériences à l'appui de cette opinion de l'augmentation d'acidité de

---

dépôt du précipité d'acide urique sur les tendons et les ligamens ; ce qui produit l'inflammation goutteuse dans ces parties (voyez p. p. 98, 99, etc, de son traité, seconde édition). C'est ainsi qu'on élève une fausse hypothèse sur une autre; car l'on n'a aucune preuve de la présence de l'acide urique dans le sang en circulation. Ces auteurs observent en outre (p. 93.), que l'acide qui occasionne le précipité peut quelquefois être l'acide phosphorique dont la qualité est extraordinairement augmentée; mais que plus fréquemment il paraît être un acide étranger introduit dans le canal alimentaire. Je saisis l'occasion de rapporter ici que, conjointement avec le docteur Prout, j'ai examiné une veste de flanelle qui, ayant été long-tems portée, était fortement rongée dans différentes parties, par une matière animale offrant la même apparence que le sédiment briqueté. j'espérais que si la peau pouvait sécréter l'acide urique, ce serait là que je le rencontrerais ; les portions colorées de la flanelle furent plongées dans une solution affaiblie de potasse pure; la liqueur fut filtrée, et l'on ajouta de l'acide muriatique; mais il n'y eut pas de précipité d'acide urique. Je ne présente pas néanmoins cette expérience comme concluante à l'égard de la prédominance de l'acide phosphorique : j'ai déjà fait connaître mon opinion sur ce sujet.

l'urine, sont néanmoins très-trompeuses, et elles ne prouvent rien de plus que ce qu'on observe dans l'urine des personnes bien portantes, dont la pesanteur spécifique est considérable, et qui ne dépose pas de cristaux de gravelle. Ces observations sont aussi en rapport avec ce que j'ai dit à la page 158. On ne saurait déterminer, à moins d'une série d'expériences comparatives exactes, si l'urine des personnes qui souffrent de la gravelle est, toutes choses égales d'ailleurs, plus acide que celle des personnes saines, qui possède une haute pesanteur spécifique. En même temps que j'admets la génération de la matière acide dans les premières voies, comme la cause réelle excitante de cette action particuliere du rein, je nie la conclusion que le précipité cristallisé, dans la maladie qu'on appelle la gravelle, soit simplement un dépôt d'acide urique (ainsi que dans l'expérience artificielle avec l'urine et un acide). Les mêmes progrès de la chimie qui avaient conduit, il y a quelques années, à une connoissance exacte de la composition des calculs urinaires, ont aussi fondé une nouvelle méthode de pratique pour le traitement de la pierre et de la gravelle. Avant cette époque (1), quoique les concrétions urinaires eussent été long-temps un objet d'étude pour les chimistes, et que Scheele eût découvert l'existence de l'acide urique dans l'urine, leur traitement était conduit sur cette croyance uniforme, que les remèdes alkalins seuls agissaient comme dissolvans des calculs en général. L'analyse à laquelle la chimie s'est livrée depuis ces vingt dernières années, est devenue naturellement l'introduction à de nouveaux progrès dans cette branche de l'art.

M. Brande, dans une lettre sur les différences qui proviennent, dans la structure des calculs, de leur formation en diverses parties des conduits urinaires, et sur les effets que l'usage interne des remèdes dissolvans produit sur eux (1), a ajouté plusieurs faits curieux à ceux que nous connaissons déjà. Néanmoins, j'ai peine à croire que la situation particulière de la concrétion calculeuse, qui dépend des causes accidentelles, puisse être choisie pour la base d'une bonne classification, soit pour l'arrangement du chi-

---

(1) Voyez phil. trans. for 1808, part. II.

miste, soit pour servir de guide au médecin praticien.

Où trouver toutes les espèces de calculs si indistinctement mêlées dans les divers endroits des organes urinaires? La distinction dont il s'agit ne me paraît pas pouvoir être admise, et l'on pourrait tout au plus s'en servir d'une manière auxiliaire.

M. Brande, en parlant des phosphates terreux, remarque que ces substances, quoique produites par les reins et tenues en solution (1), ne se rencontrent jamais dans un état de séparation, à moins que l'urine n'ait été en repos, et que de là vient que les calculs des reins ne sont jamais composés de phosphates.

Quel que puisse être l'endroit particulier dans lequel se trouve le calcul, il est clair que nous devons d'abord l'attribuer à l'action du rein; et ensuite, dans la série des causes, à l'état du canal alimentaire. La cause immédiate du sédiment calculeux, ou de la concrétion, est l'altération d'action du rein, par laquelle les élémens de sa sécrétion sont dérangés de

---

(1) j'ai prouvé, p. 224, que les phosphates en suspension ne sont pas solubles dans l'urine, même à sa température naturelle.

leur balance naturelle, et éprouvent des arrangemens nouveaux et confus.

La vessie est évidemment le simple réceptacle des précipités urinaires, et elle ne saurait être, en aucune autre façon, intéressée dans la théorie présente de la maladie, quoique je sois presque certain qu'elle a la principale part dans la production de cette concrétion de matières diverses que nous appelons la pierre.

La rareté comparative des calculs composés d'acide urique et de matière animale, qui a été reconnue par M. Brande (1), vient

---

(1) Voici la composition des différens calculs trouvés dans la vessie, et dont j'ai fait l'examen.

16 étaient composés d'acide urique.

45 d'acide urique et d'une petite proportion relative de phosphates.

66 de phosphates avec une petite proportion relative d'acide urique.

12 entièrement de phosphates.

5 d'acide urique, avec des phosphates et des noyaux d'oxalate de chaux.

6 principalement d'oxalate de chaux.

150.

Phil. trans. 1808, part. II.

à l'appui du fait que j'ai annoncé de la complète solubilité des sédimens briquetés dans l'urine, à sa température ordinaire; et nous pouvons croire que, sans un noyau très-favorable, une concrétion de ce genre n'aurait jamais lieu (1). C'est encore là une des raisons pour lesquelles la pierre est rare chez les goutteux.

Les distinctions dans la composition des calculs obtenus par les recherches des chimistes, furent reçues très-naturellement, avec satisfaction, par les médecins. Ceux-ci crurent que les dissolvans qui agissaient d'une manière évidente sur les calculs hors de la vessie, les dissoudraient très-probablement de même, dans cet organe chez le vivant. Mais on reconnut bientôt l'impossibilité de s'en servir à l'intérieur; et plusieurs médecins, entre autres Fourcroy et Vauquelin, essayèrent alors de les injecter dans la vessie. Cette pratique, par des raisons que tout le monde conçoit, ne put être poursuivie sans produire une irritation plus que suffi-

---

(1) Voyez exposé du calcul, p. 164.

sante pour contrebalancer tout résultat chimique.

On adopta ensuite cette théorie, qu'on ne pouvait s'en rapporter à l'efficacité du remède pour procurer la solution entière de la pierre, dans la vessie du corps vivant, mais qu'on n'en ferait pas moins encore une application très-importante des principes de la chimie, en combattant la formation future du calcul. En conséquence, on administra, comme auparavant, mais d'après une opinion différente, les alkalis et les acides, suivant la nature du sédiment urinaire, et suivant le jugement que l'on portait sur la composition du calcul.

M. Brande, dans un second mémoire (1), a rapporté quelques expériences intéressantes, et des faits instructifs, sur l'action médicinale de la magnésie, par opposition avec celle des alkalis : c'est sir Everard Home qui suggéra l'idée d'en faire l'essai, dans l'espérance que cette substance neutralisante, pourvue de la solubilité la plus difficile, resterait plus long-temps dans l'estomac, pour combattre

(1) Phil. trans. 1810, part. 1.

la formation de l'acide urique; et que cette pratique serait plus avantageuse que les efforts infructueux pour la solution de l'acide dont il s'agit, lorsqu'il est dans un état de concrétion.

L'expérience confirma la supériorité de ce remède sur tous les autres. Un goutteux fut aussi très-soulagé par son usage; et depuis cette époque, les personnes sujettes à cette maladie, ou à la gravelle rouge, s'en sont généralement servies.

Les alkalis et les acides ont encore été recommandés comme remède pour un calcul formé d'acide urique et de phosphates terreux; et M. Brande, dans ses mémoires, a conseillé, concurremment avec la doctrine générale, l'emploi des acides dans les cas de ce genre.

Il est maintenant essentiel d'examiner quelles sont les justes prétentions de la chimie, relativement à la pratique médicale, dans des affections aussi graves pour l'humanité que la pierre et la gravelle ; et d'abord, je discuterai le traitement du calcul d'acide urique. Je me suis déjà fort étendu sur l'opinion que j'ai formée de la cause qui engendre la gravelle; et, d'après mes expériences et mes conclusions, je ne puis admettre la vérité de l'hypothèse que j'ai citée, que la formation de l'acide urique est empêchée par les effets de la magnésie ; je soutiendrais plutôt que, par l'action des remèdes sur le canal alimentaire lui-même, le rein est favorablement influencé dans ses fonctions sécrétoires ; en sorte que la séparation de l'acide urique de ses combinaisons ordinaires ne peut avoir lieu plus long-temps. Cette distinction me paraît de quelque importance, et je vais chercher à le démontrer ; mais, quand même il ne devrait rien résulter, pour la pratique, de cette différence de théorie, l'intérêt de la science ne demanderait pas moins que nous missions de l'exactitude dans nos principes.

Je ne saurais non plus reconnaître entièrement les qualités que l'on accorde à la magnésie, comme remède dans les affections qui nous occupent ; et je soutiendrai,

1°. Que, malgré le léger avantage que procure au canal alimentaire sa vertu neutralisante de la matière acide, sa supériorité sur les alkalis n'en dépend pas moins principalement de ses qualités purgatives, et qu'il est bien plus facile d'arrêter l'action morbide de l'indigestion, par un remède qui détruit la cause, que par un autre qui n'a que le simple effet d'une correction temporaire;

2°. Que l'on doit condamner toute confiance illimitée en ce remède, qui est contre-indiqué pour la maladie existante dans un très-grand nombre d'observations.

La gravelle et la goutte ne sont réellement que les symptômes d'actions morbides d'autres parties, et la maladie primitive qui est leur vraie cause, se trouve résider dans les organes digestifs. Mais la gravelle a des fondemens plus solides que la simple production d'une matière acide dans le canal alimentaire. C'est alors que notre vigilance doit s'étendre au loin sur l'état de l'estomac, du foie, du canal digestif, de toutes les périodes de l'assimilation et des fonctions dérangées des reins, bien plus que ne semblerait l'indiquer la règle de placer notre confiance entière sur la magnésie, ou sur tout autre remède alkali quelconque : nous saurons que ces remèdes sont utiles, importans même comme parties auxiliaires du traitement, mais sans mériter cependant une confiance aussi forte et des éloges aussi pompeux.

L'administration des acides, et sur-tout de l'acide muriatique, lorsqu'il se manifeste des phosphates terreux dans le sédiment de l'urine, vient d'être encore récemment prescrite par des auteurs, d'après l'axiome chimique de sa tendance spécifique à combattre une telle sécrétion. Comme il paraît, suivant la théorie ordinaire, que le principe qui tient les phosphates terreux en solution est un excès d'acide phosphorique, il semble en résulter que, dans le cas d'un dépôt solide composé de phosphates, l'acide libre est perdu, et que l'urine, en conséquence, doit devenir alkaline. Le raisonnement de Berzelius, que j'ai rapporté, démontre très-clairement la fausseté de cette doctrine; et j'ai observé, dans des examens très-nombreux de diverses espèces d'urine déposant des phosphates, et tenant aussi de ces sels en solution, que ces fluides n'en avaient pas moins encore le pouvoir de rougir le papier bleu, à la manière ordinaire. J'ai également examiné l'urine de malades qui prennent jusqu'à deux et trois gros de la liqueur de potasse par jour, celle d'autres individus qui faisaient usage depuis long-temps de la magnésie, ou des alkalis fixes ou carbonatés; et je n'ai pas trouvé une seule exception à ce fait. Je soupçonne donc que l'assertion contraire, appuyée sur des hypothèses, n'a été mise en avant que pour correspondre avec la théorie supposée dont j'ai parlé.

Nous lisons, dans les auteurs, qu'il faut une habilité consommée pour administrer les alkalis et les acides dans les affections calculeuses, si l'on ne veut pas détruire la balance convenable des affinités, et ne pas augmenter l'une ou l'autre espèce de maladie, par défaut d'attention ou de connaissances nécessaires, suivant que le remède correspondant serait mal appliqué.

Je ne prétends pas nier que les acides minéraux et végétaux n'influençent l'état des organes digestifs d'une manière très-différente des alkalis, ou des terres alkalines; mais je rejète entièrement l'utilité de leur administration, d'après les principes de la chimie. Quand même notre pouvoir s'étendrait à diriger avec autant de facilité l'action du rein, notre intention, quelque judicieuse quelle fût, serait encore frustrée, puisque les sédimens urinaires et les concrétions calculeuses sont, pour la plupart, d'une nature composée.

Quand le depôt de gravelle consiste dans des phosphates terreux, et qu'il y a absence de la matière colorante, on peut croire, avec raison, qu'une débilité plus ou moins prononcée, et une sensibilité morbide du système nerveux, remplacent la pléthore; et cet état des vaisseaux approchant de l'action inflammatoire qui accompagne ordinairement le dépôt des sédimens colorés d'acide urique, on obtiendra souvent alors de grands avantages de l'emploi des acides minéraux, qui agissent comme toniques sur l'estomac. Pour démontrer combien est fausse l'expérience de produire un changement chimique dans l'urine, par les alkalis ou les acides, tel qu'on les administre dans tous les traitemens qu'on a proposés jusqu'ici, je renverrai d'abord aux expériences de M. Brande. Ce chimiste a fait l'essai des alkalis à très-hautes doses, et il a reconnu que l'effet de l'alkali, devenu prédominant dans l'urine, était à son *maximum* moins d'un quart d'heure après son introduction dans l'estomac, et qu'en moins de deux heures il n'en restait plus un atome.

J'ai déjà rapporté les résultats de mon expérience sur les remèdes alkalins, relativement à la question présente.

Berzélius prétend qu'il est souvent impossible de diminuer l'acide de l'urine par l'usage d'un alkali, chez ceux qui souffrent par un excès d'acide urique, et que c'est en vain qu'il a essayé l'effet des acides, pour neutraliser ou aciduler l'urine alkaline. « Un homme de moyen âge, dit-il, fut saisi par la goutte: son urine était épaisse et alkaline, et elle contenait des phosphates terreux, en suspension dans un état de non dissolution. Je lui donnai l'acide sulfurique sans aucun changement, et ensuite le phosphorique sans le moindre effet, jusqu'à ce que la dose en eût été assez augmentée pour qu'il devînt laxatif; l'urine fut alors acide, et déposa de l'acide urique tant que l'effet laxatif continua, mais pas plus long-temps, quoique la dose de l'acide restât la même. Enfin j'essayai l'acide acétique, avec aussi peu de succès (1).»

Ayant maintenant poursuivi d'une ma-

---

(1) View of animal chemistry, p. 107.

nière suffisante cette discussion théorique, j'arrive à une conclusion que j'ai vérifiée dans des cas nombreux: c'est qu'en proportion que nos moyens de traitement, dans les affections calculeuses des reins, sont plus favorablement adoptés pour rétablir la santé des organes digestifs, ils sont, dans la même raison, calculés pour corriger et détruire toute erreur de l'action sécrétoire du rein lui-même. Une observation exacte et scientifique sur les sédimens de l'urine, est importante sous deux rapports. Elle est le guide le plus sûr que nous puissions prendre pour prévenir cette désastreuse affection de la pierre, et elle devient pour nous une source féconde, qui nous met à même de distinguer les états morbides particuliers des organes digestifs, et la condition relative des systèmes sanguin et nerveux.

Quand le précipité de l'urine est composé d'acide urique, il existe, conjointement avec lui, une telle prédominance de matière acide dans le canal alimentaire, qu'on retire d'importans services des alkalis et de la magnésie, comme remèdes auxiliaires. Toutefois, si l'on réfléchit sur cette vérité fondamentale, que la gravelle, dans ses formes déterminées, ainsi que la goutte, sont des maladies engendrées par une longue continuation d'erreurs dans le régime, on se convaincra qu'il est nécessaire d'une méthode plus radicale de traitement que ne pourrait l'être celle qui est obtenue par de semblables remèdes isolés. La guérison se trouvera dans l'emploi judicieux des purgatifs, des altérans et des toniques correctifs, et par-dessus tout, dans la juste régularisation de toutes les parties du régime général.

Outre ce que j'ai dit sur la classe de personnes la plus exposée à la gravelle, j'observerai que, chez les adultes, les cristaux d'acide urique (gravelle rouge) sont les plus fréquens; que chez les enfans, le sédiment dans lequel les phosphates abondent ou existent seuls (vulgairement appelé sable blanc), est le plus commun; mais que chez les adultes et les enfans, nous rencontrons les deux espèces de précipité cristallisé, mêlées ensemble (1), et que cette circonstance

(1) Dans l'analyse d'un calcul composé que j'ai eu récemment occasion de faire, j'ai trouvé la formule suivante avantageuse pour la séparation des phosphates de chaux et de magnésie.

se remarque encore plus souvent, quand le sédiment est pulvérulent.

Nous avons maintenant à examiner brièvement la question du choix des acides minéraux, quand le sédiment cristallisé est composé distinctement de phosphates.

A. Faites bouillir le mélange salin, avec trois ou quatre fois son poids d'une solution de carbonate de potasse : filtrez la liqueur et lavez la matière insoluble par des affusions répétées d'eau distillée.

B. Dissolvez le résidu qui a été laissé par le dernier procédé (ce sont des carbonates de chaux et de magnésie), dans l'acide nitrique ou muriatique affaibli ; et décomposez la solution, en ajoutant du carbonate neutre d'ammoniaque en excès, ce qui produit un précipité de carbonate de chaux.

C. Au fluide dont le corbonate de chaux a été séparé, ajoutez une solution concentrée de phosphate de soude. Le précipité qui a lieu alors, et qu'on peut receuillir sur le filtre, est un phosphate triple ammoniaco-magnésien ; et par sa quantité, ainsi que par celle du carbonate de chaux, on peut estimer la proportion relative des deux sels.

D. Si vous voulez déterminer la proportion de l'acide phosphorique, neutralisez le fluide qui a été laissé dans le premier procédé (A) par l'addition de l'acide nitri-

Dans plusieurs cas de ce genre, les plus propres à mon dessein, j'ai d'abord fait séparément l'essai des alkalis et des acides, d'après la théorie chimique, mais sans aucun bon effet permanent, et chez quelque malades, avec le désavantage de causer une irritation pénible, par les acides. Certainement, je ne dérangeai pas l'uniformité de l'état chimique, dont on parle tant, pour substituer le dépôt des urates à celui des phosphates terreux. La nature elle-même peut souvent produire ce changement, mais il est très-peu à la disposition de l'art. Je prescrivis ensuite des purgatifs, et comme remèdes journaliers, une combinaison de carbonate de soude, de magnésie (1) et de sulfate de magnésie, à prendre dans quelque véhicule simple, avec addition du jus de limon, de manière à faire

---

què, de manière à ce qu'il y en ait justement assez pour saturer l'excès d'alkali; et à la solution neutre, ajoutez une solution de nitrate de plomb, jusqu'à ce que toute addition ultérieure cesse de produire un précipité. Le phosphate de plomb ainsi obtenu, receuilli sur le filtre, séché et pesé, servira à indiquer la quantité d'acide phosphorique contenue dans les sels.

une potion effervescente. En outre, je conseillai un doux oxide mercuriel, à dose altérante, avec la rhubarbe et le savon, ainsi qu'une diète et un régime sévères. Je réussis, par ces moyens, à effectuer un changement permanent dans l'action des reins; et avec le temps, en dirigeant l'usage des toniques stomachiques, la santé fut entièrement rétablie.

Quand l'inflammation a été excitée dans les reins, les uretères ou la vessie, par les cristaux des calculs agissant comme corps étrangers irritans, on doit avoir recours à la plupart des remèdes usités dans les phlegmasies en général. La diathèse inflammatoire prédomine-t-elle, la saignée ne sera pas négligée. Le bain tiède est d'une utilité incontestable, et souvent il procure un soulagement très-pompt. Les purgatifs sont indispensables, et l'on retire ordinairement les meilleurs

---

(1) Si le sédiment de l'urine est composé de phosphates, nous trouvons que la matière acide produite par l'indigestion abonde autant dans le canal alimentaire que lorsque les urates sont déposés. Cela est vrai du moins en proposition générale.

effets de l'emploi du calomélas et de la poudre antimoniale, avec une portion de l'extrait de coloquinte, de jalap ou de rhubarbe, et conjointement avec un purgatif salin. A l'égard des préparations opiacées, je crois devoir faire quelques observations. La nature spasmodique de la douleur, qui accompagne l'attaque néphrétique, semblerait, d'après les principes que j'ai établis en faveur de l'opium, réclamer et justifier sa libre administration : toutefois, quelques exceptions dans ce genre de souffrances méritent d'être connues. Notre objet est de favoriser l'action sécrétoire des reins, d'étendre l'urine, et d'augmenter tellement sa qualité actuelle, par l'influence des boissons les plus adoucissantes prises à très-hautes doses, que ce fluide, en même temps qu'il est moins stimulant sur les conduits enflammés et irrités, puisse, en les distendant, déloger et enlever les concrétions calculeuses ténues. L'expérience nous prouve que l'opium, quoique combiné avec les purgatifs, tend très-ordinairement à arrêter la fonction sécrétoire du rein, quand cet organe est le siége d'une irritation inflammatoire. Ce remède, dans la maladie dont il s'agit, ne doit donc pas être prescrit à l'intérieur, en raison du principe général énoncé précédemment; et nous trouverons souvent qu'il est plus avantageux de l'administrer par la voie de l'injection dans les intestins. On peut, de cette manière, en poursuivre l'usage à hautes doses. Je me permettrai néanmoins de faire observer que si une douleur intense et soudaine, comme on en voit quelquefois, demandait nos secours, nous ne pourrions nous refuser au prompt emploi de l'opium à fortes doses, et que ce médicament, donné suivant les règles qui se trouvent aux pages 306 et 307, remplira, malgré les objections précédentes, l'objet le plus pressant pour nous, celui de faire disparaître la douleur de l'attaque.

Quand les symptômes néphrétiques revêtent la forme chronique, on doit adopter un mode semblable de traitement, avec les modifications que demande cependant une maladie moins intense.

Du régime prophylactique.

J'ai à considérer le sujet intéressant dont il s'agit, sous différens points de vue, c'est-à-dire par rapport à la goutte, à la gravelle, et aux états morbides des organes digestifs en général.

Les moyens de prévenir le retour de la goutte sont bien plus connus que pratiqués, tant est grande la force des habitudes établies, et tant il est difficile de résister à ses passions! Dans l'exacte vérité, il ne me paraît pas qu'avec un peu de philosophie, les goutteux puissent considérer comme pénibles les règles de vie auxquelles il doivent s'assujétir, ni qu'ils soient obligés à aucun soin, qu'une légère persévérance ne sache rendre agréable.

L'examen de cet important objet peut se diviser, en ce qui a rapport au régime général, à la diète et à l'usage occasionel des remèdes.

J'observérai d'abord, qu'à l'égard du régime prophylactique, il faut regarder devant et derrière soi, et que ceux qui sont menacés de la goutte par héritage, ne sauraient donner trop d'attention à leur propre constitution, ni trop sûrement confirmer les meilleures habitudes par une longue pratique.

Lorsque l'invasion de la goutte a eu lieu, la guérison permanente ne dépend plus que du malade seul, et s'il devient sagement son médecin avant que la tyrannie du mal soit établie, il sera presque assuré de prévenir, par la suite, son retour.

Une expérience fâcheuse apprendra bientôt au malade le point d'attaque le plus faible, ainsi que l'influence de la cause éloignée particulière la plus défavorable pour lui. Je n'ai pas de règle plus importante à lui recommander, que de se tenir soigneusement en garde contre elle. C'est ainsi que, chez quelques individus, l'exposition au froid et à l'humidité amène, avec certitude, la goutte ou le rhumatisme; tandis que d'autres, quoique très-goutteux, échappent impunément à ces causes. J'ai rencontré deux de ces derniers qui peuvent actuellement rester dans des habits humides, sans aucune conséquence nuisible ; mais s'il commettent quelque excès de table remarquable, ils sont presque certains d'éprouver une attaque de goutte consécutive. Des exemples aussi frappans sont rares : toutefois, on peut généralement affirmer que chaque goutteux est plus susceptible qu'un autre à l'action des causes éloignées, et quoiqu'on ne puisse pas adopter une conduite trop réglée, on doit sur-tout se défendre de l'ennemi qu'on a le plus à craindre.

Si l'on avait le choix de sa demeure, on ferait bien de donner la préférence à un sol de gravier, sur un terrain moyen, à l'abri des vents du nord et de l'est. Une habitation froide et humide, ou même humide et chaude, est très-nuisible. Je serais disposé, pour ceux qui ne sont pas encore énervés par une longue influence de la goutte, à préférer un climat froid et sec, aux effets relâchans d'un pays chaud. Je dois, en même temps, faire connaître que ceux qui sont délicats ne connaissent de mieux-être que pendant les mois d'été, et que quelques-uns ne s'exemptent de la goutte qu'en allant dans un climat chaud. Van Swieten, Haller et d'autres auteurs rapportent quelques cas de guérisons extraordinaires obtenues par une semblable émigration. J'ai vu plusieurs individus qui se sont trouvés à l'abri du mal durant leur résidence dans les Indes orientales, où ils avaient été conduits par leurs affaires, et cela, quoique leurs habitudes de vie ne fussent pas plus modérées qu'auparavant. Cette circonstance ne peut s'expliquer que par la transpiration abondante qu'on éprouve régulièrement dans ces pays, et qui combat avec force l'état pléthorique. Je présume que c'est par la même raison que la première invasion de la goutte n'a souvent pas lieu dans un climat chaud, même chez ceux dont les habitudes de vie sont peu réglées. Nous voyons également quelques individus robustes, d'un tempérament sanguin, et non sujets à la goutte, acquérir une disposition inflammatoire des vaisseaux, en passant d'un climat chaud où ils jouissaient d'une bonne santé, dans un climat variable comme le nôtre. J'en ai déjà donné les raisons. Ce sont surtout les goutteux qui retirent des avantages d'une température égale : aussi ai-je connu des personnes qui, ayant quitté l'Angleterre dans un état d'infirmités et de souffrances arthritiques et rhumatismales, pour se rendre dans l'Inde, n'étaient pas plutôt arrivées dans une latitude chaude, qu'elles avaient retrouvé du bien-être, et, par dégré, leur santé naturelle. Si nous considérons que les vicissitudes de la température, ou, en d'autres termes, le froid humide, est la plus fréquente de toutes les causes excitantes de goutte, il nous est important de trouver les meilleurs moyens de diminuer la susceptibilité du corps à de semblables impressions. L'utilité de porter de la flanelle sur la peau, durant huit mois de l'année, dans ce climat, est trop bien connue pour demander des commentaires, et l'on doit toujours apporter beaucoup de réflexion pour savoir si l'on peut la discontinuer pendant les quatre mois d'été.

Chaque goutteux songera continuellement à la grande importance d'avoir les pieds toujours secs, et suffisamment chauds; mais, en observant cette précaution, il doit éviter avec soin l'influence débilitante des couvertures chaudes. Quant à l'emploi des bains de mer froids, pour fortifier la constitution, je recommanderai seulement d'en user avec précaution, attendu que c'est un remède très-douteux dans les cas de goutte : pour le bain d'eau froide ordinaire, il est inadmissible. Le bain tempéré de Buxton, à la température de 82°, se trouvera plus avantageux, pour donner de la vigueur aux membres et à tout le système.

D'après une expérience bien confirmée, je

puis conseiller, comme aussi sûre qu'utile, la pratique journalière suivante, dont j'ai déjà parlé, mais sur laquelle je veux m'étendre d'avantage. Épongez, chaque matin, la totalité des pieds, entre les orteils, autour des articulations des pieds et des genoux, si elles ont été aussi le siége de la maladie, avec de l'eau salée, ou de l'eau dans laquelle on a dissous du sel, jusqu'au point de saturation (1), en ayant soin que le froid du fluide soit toujours dissipé par l'addition d'une quantité suffisante d'eau bouillante.

La peau étant essuyée, et parfaitement sèche, on pratiquera avec beaucoup de soins aussi long-temps qu'il faudra, des frictions avec la main (la meilleure de toutes les brosses), jus-

---

(1) La méthode la plus convenable que je puisse recommander est d'avoir dans sa chambre un large vaisseau couvert, contenant du sel et de l'eau : il est seulement nécessaire de savoir que le sel est toujours en excès, et qu'on s'en aperçoit à celui qui reste au fond du vase sans être dissous. On n'a besoin que d'en prendre de temps en temps une portion claire pour l'usage, de la mêler avec autant d'eau chaude qu'il le faut pour obtenir une température tiède, et de s'en servir alors comme je viens de le dire.

qu'à ce qu'on ait produit une chaleur sensible de la peau. Dans cette opération, on finira une partie avant d'en commencer une autre.

On objectera peut-être qu'un soin journalier semblable est trop ennuyeux et trop incommode, et qu'on achète trop chèrement l'avantage qu'on peut en retirer. Ces réflexions erronées ont la même base que celles qui s'adressent aux soins généraux du régime, et elles dépendent d'un manque d'exercice et d'un mauvais emploi de temps. L'utilité de cette coutume est très-grande, et le secours qu'elle donne aux parties affaiblies, et aux fonctions de la peau, est d'une importance telle, que je la regarde comme la plus essentielle de toutes les précautions prophylactiques contre la goutte. Les rapports nombreux que j'ai reçus sont décisifs en sa faveur. La friction consécutive des parties (1) offre les avantages évidens d'augmenter la circulation superficielle, et d'ex-

(1) Sir Willians Temple, en parlant des avantages des frictions, remarque avec force qu'aucun homme en état d'entretenir un esclave ne doit avoir la goutte.

citer l'absorption des dépôts que l'inflammation antérieure a produits, soit dans le tissu cellulaire, soit dans les tissus moteurs. En proportion que l'énergie et la force des membres sont conservées, le malade obtient la faculté de faire un exercice régulier, et en outre, il fortifie très-utilement les parties contre la maladie future. On diminue d'une manière considérable la susceptibilité du corps aux changemens atmosphériques, en familiarisant sa surface avec la température modérément froide dont j'ai parlé. Enfin relativement à l'objet important qui nous occupe, je recommanderai encore au malade de se laver la tête, chaque matin, avec un gros linge trempé dans de l'eau parfaitement froide, et de faire ensuite une friction sèche, avec la même espèce de linge, pendant un temps convenable. J'ai

---

Desault cite un exemple connu à Bordeaux d'un vieillard centenaire qui, trente ans avant sa mort, s'était garanti et guéri de la goutte, à laquelle il était fort sujet auparavant, en se faisant brosser et frotter chaque jour, soir et matin, avec une main garnie d'une mitaine de laine. Barthez, t. 1, p. 194.

fréquemment observé les avanvages de cette habitude, et je ne connais par un seul cas où il en soit résulté des inconvéniens.

Le pernicieux effet de l'indolence, pour favoriser la première invasion et tous les retours de la goutte, nous amène à réfléchir sur le grand prix d'un exercice régulier, parmi les remèdes de précaution. Une pratique peu judicieuse de quelques personnes, est de mêler l'indolence avec l'exercice, en restant chez elles dans l'inactivité durant la plus grande partie de la semaine, et après, en se livrant, pendant certains jours, à un exercice excessif. Je connais quelques chasseurs qui en offrent un exemple très-frappant, en montant à cheval à certaines époques, et en restant sédentaires dans leurs maisons le reste du temps. C'est ainsi qu'a lieu un état d'épuisement, plutôt qu'une fatigue salutaire; et et quand, par un excès accidentel de marche, les articulations affaiblies sont sur-excitées, le bien-être qu'on espérait se convertit quelquefois en une cause prochaine d'un paroxisme. On se servira des exercices à pied et à cheval, pour correspondre à différentes intentions. Ces moyens de santé, si utiles à tout le monde, sont d'une importance particulière pour les goutteux, dont la réplétion forme une si grande partie de la maladie.

Sydenham, après avoir parlé de l'exercice du cheval, s'exprime ainsi qu'il suit : « J'ai souvent pensé qu'une personne qui, dans cette maladie comme dans la plupart des maladies chroniques, aurait un remède aussi efficace que l'exercice, et qui saurait en faire un secret, deviendrait bientôt possesseur d'une fortune considérable. »

Les secousses de l'exercice du cheval paraissent bien calculées pour activer la circulation mésentérique, pour augmenter la gravitation des matières contenues dans le canal alimentaire, et pour presser le mouvement péristaltique. On sait que cet exercice est un prompt remède pour les hémorrhoïdes, lorsqu'elles ne sont pas accompagnées d'inflammation.

Ces personnes, sur-tout celles qui sont avancées en âge, et dont la circulation des extrémités est faible et languissante, auront grand soin, en montant à cheval dans la saison froide de l'année, de bien couvrir leurs membres.

Les autres avantages de l'exercice de la marche sont rendus apparens par l'accroissement consécutif de la force et de la liberté des mouvemens des membres inférieurs.

Quant à ceux qui sont perclus, et dans l'impossibilité de se livrer aux divers genres d'exercice dont nous avons parlé, ils feront chaque jour une promenade en voiture ; mais ce ne pourrait être qu'une nécessité réelle de ce genre, ou l'obstacle d'une température contraire, qui ferait donner une préférence accidentelle à ce dernier moyen (1).

Ceux qui se livrent à des excès doivent s'attendre à ne pas être exempts de la goutte. Chez quelques martyrs de cette maladie (2), un revers soudain de fortune est devenu un bonheur. L'influence même des mauvaises habitudes est combattue par un travail et des exercices actifs. La goutte visite très-rarement la cabane du pauvre.

On pourrait citer plusieurs exemples pour prouver combien la prédisposition à la goutte

(1) Voyez l'intéressant essai du docteur Wollaston, phil. trans. 1810, part. 1. sur l'utile influence des divers modes de gestation, et sur les raisons pour lesquelles l'exercice de la voiture doit quelquefois être préféré.

(2) Van-Swieten commentaires §, 1255 Hoffman rat, syst. Med. vol. V. 518.

a été efficacement combattue, en prenant à temps de bons avis, et en adoptant un genre de vie convenable et des habitudes réglées.

La supériorité de l'air libre de la campagne sur l'atmosphère épaisse de la métropole, est toujours ressentie d'une manière sensible par le malade, et cet air n'est guères moins propre à conserver qu'à rendre la santé. Les goutteux de Londres devraient unir à leurs affaires si peu salubres de la ville, un exercice journalier dans les environs.

Les heures du lever et du sommeil méritent une attention qui est rarement accordée à ces deux choses, par les goutteux du grand monde; mais leur erreur consiste plutôt à prendre trop de repos que pas assez. En règle générale, je crois qu'on ne doit point passer plus de huit heures au lit, et qu'il faut être couché avant minuit, et levé avant huit heures.

On ne saurait contester la grande influence de la santé de l'esprit sur la santé du corps. Aussi, le vœu le plus ardent du poëte que nous allons citer, est-il d'obtenir ces deux biens à la fois :

Orandum est ut sit mens sana in corpore sano.

Les règles physiques de la santé appartiennent également au code moral; et la sérénité et le contentement se trouvent d'eux-mêmes où préside la santé.

Pour ce qui regarde les facultés intellectuelles, nous dirons que les applications sédentaires, ainsi que l'exercice de la pensée long-temps prolongé, sont très-défavorables aux goutteux. J'en ai connu un qui autrefois était arithméticien à Londres; il m'a raconté que ses accès les plus intenses avaient toujours été amenés par des excès accidentels de travail. D'autres, qui ont quitté leurs occupations de la ville pour aller vivre à la campagne, n'ont plus revu la goutte, par suite du changement total d'habitudes et de résidence; et tous, en général, en ont retiré des avantages. L'exercice rationnel et actif des facultés de l'esprit doit être autant recommandé que celui du corps; et la seule règle à suivre à cet égard est encore d'éviter les excès. Sydenham, dans la préface de son traité, déclare qu'une application immodérée à cet ouvrage, lui a occasionné l'accès le plus cruel qu'il ait jamais eu, et il s'excuse de s'être borné alors à traiter de la goutte et de l'hydropisie, en ajoutant que la première était constamment revenue, toutes les fois qu'il avait essayé de continuer son travail.

Je vais maintenant examiner quel est le régime le plus avantageux.

Comme dans la disposition acquise à la goutte, les excès de régime sont une cause éloignée indispensable, et que, même dans la disposition héréditaire, ils sont un antécédent plus ou moins nécessaire à son développement, il s'en suit que cette partie de mon sujet est de la plus haute importance. Je crois que, chez les goutteux, on a trop insisté sur une règle générale d'abstinence, et de là vient qu'ils ont souvent fait peu, parce qu'on leur demandait trop. Je soutiendrai donc que leur sécurité, sauf quelques exceptions, n'exige pas qu'on retranche de leur table tout ce qui peut en faire l'agrément. Quant aux alimens solides, on doit dire, en termes généraux, que le choix dépend de ce qui plaît le plus au malade. *Quod sapit nutrit*, est un axiome très-vrai, quoique le sens en veuille être limité. Il serait difficile de présenter une règle exacte de régime qui fût applicable dans tous les cas, puisque, pour quelques idiosyncrasies, les plus sains de tous les alimens se trouvent être les plus nuisibles. Le docteur Spurzheim m'a appris que le docteur Gall ne peu manger du mouton, de quelque manière qu'il soit préparé, sans éprouver immédiatement après une irritation d'estomac très-intense, et que cet effet a lieu constamment, même lorsque cette viande a été déguisée à dessein par ses amis.

Je serais à même de rapporter plusieurs autres singularités individuelles à l'égard de choses simples qui conviennent, en général, très-bien à tout le monde. Les observations suivantes s'appliquent également à la santé des invalides auxquels un régime attentif est nécessaire, quelle que soit d'ailleurs leur maladie chronique.

Quand la nature de la diète est sagement choisie d'après les leçons de l'expérience personnelle, la précaution la plus essentielle ensuite, est de déterminer la quantité d'alimens que l'on doit prendre d'habitude. Une indigestion accidentelle, due à un aliment particulier, se guérit souvent toute seule; mais les conséquences d'une erreur habituelle par rapport à la quantité de ce même aliment, est d'une nature bien plus permanente.

L'avantage de dîner pas plus tard que quatre heures de l'après-midi, est connu;

mais, à part cette coutume salutaire, toutes les autres habitudes de vie sont entièrement variables. Lorsque l'heure du dîner n'est pas reculée, on peut éviter de prendre quelque nourriture intermédiaire entre ce repas et le déjeûner. Il n'en saurait être ainsi dans les circonstances opposées, plutôt d'après le principe d'empêcher cet épuisement de l'estomac, qui provient d'une longue absence de stimulans, que pour procurer un nouveau supplément d'alimens. Un peu de pain ou de biscuit, avec une orange, une pomme cuite ou quelqu'autre fruit de ce genre, et pour boisson de l'eau, seront très-convenables à un goutteux fort et pléthorique. Celui dont les occupations sont fatigantes et les forces peu considérables, aura besoin d'alimens plus substantiels. On pourra dans ce cas, permettre, au goût du malade, un œuf légèrement cuit, avec du pain, et de l'eau et du vin; ou de la gelée de pieds de veau, avec du pain ou du biscuit; ou enfin un peu de soupe. Quel que soit l'aliment dont on ait fait choix, on doit en général, n'en manger qu'une fois par jour. On se décidera aussi, pour le déjeûner, entre le thé, le pain et le lait, ou le chocolat léger; mais le café, à ce repas, m'a paru contre-indiqué, parce qu'il est un stimulant chaud, et non un délayant aussi bon que le thé. Je ne vois pas d'objections à élever contre le beurre d'une bonne qualité, qui n'a pas été échauffé, et qui est pris modérément.

Le lecteur me pardonnera ici quelques observations détaillées sur le repas du dîner.

La principale erreur des goutteux et de ceux qui, sans l'être, ont une digestion difficile au-dessous de l'estomac (on sait que c'est dans le duodenum, sur-tout, que la digestion s'opère dans toute sa force), consiste, comme nous l'avons dit, dans l'excès des alimens qu'ils prennent à leur dîner. La cause la plus forte de ces écarts est la variété de mets que la cuisine présente au palais, sous les formes les plus séduisantes. Dans de telles circonstances, la quantité de la nourriture est plus grande qu'il ne faudrait pour l'appétit naturel; et en outre une excitation extrême est développée dans l'estomac par la nature variée des stimulans, d'où résultera, tôt ou tard, la débilité de cet organe.

Il y a peu de goutteux qui ne nous parlent d'avoir eu ce qu'on appelle un bon estomac dans leur jeunesse. La simplicité du régime se compose principalement du petit nombre de mets qu'on mange au même repas. Par la stricte observance de cette règle, l'appétit sera rarement porté au-delà de ce qu'on doit prendre d'après les vrais besoins, et l'estomac sera suffisamment ménagé, par rapport à ses fonctions sécrétoire et musculaire. Le procédé consécutif de l'assimilation s'exécutera aussi plus aisément et plus parfaitement, dans toutes ses périodes, et l'on s'opposera par là à une corpulence morbide, et à une disposition radicale au véritable état pléthorique. Je recommanderais de ne manger que d'un seul mets au même repas; mais je ne défendrais pas le poisson, comme partie préliminaire de ce repas, si le malade le désirait. Outre ce que je viens de dire, on peut aussi prendre parfois, et sans inconvénient, un peu de soupe, en observant cependant que ceux qui sont très-pléthoriques, doivent, en général, éviter les soupes nutritives. Quiconque fera attention à son estomac, et considérera la distension consécutive produite par cette nourriture massive, sera réservé sur son usage. Une certaine quantité d'un légume bien cuit, est aussi agréable qu'utile. On peut manger, sans inconvénient, de la plupart des *puddings*, en évitant toutefois le plus grand nombre des objets de la boutique du confiseur, et les patisseries pour la confection desquelles on a employé un beurre excessivement chaud. Un peu de vieux fromage, de bonne qualité, semble aider la digestion. Il est essentiel aussi de ne pas hâter son dîner, et de bien mâcher ses alimens. Voilà donc en quoi consistera le principal repas du jour, auprès duquel les autres ne seront considérés que comme des accessoires. Mais combien ce que je viens de dire n'est-il pas éloigné de la pratique du grand nombre, et sur-tout de ceux qui veulent se livrer aux excès de la vie à la mode ! Comment la goutte ou d'autres maladies ne seraient-elles pas amenées chez des gens dont le déjeûner, le goûter, le dîner, et quelquefois même le souper se composent de viandes et de liqueurs plus ou moins chaudes et stimulantes ? On peut alors réellement considérer la première de ces affections comme un effort de la nature pour interrompre un procédé destructeur, et accomplir la réduction du système par la douleur et ses effets consécutifs. Ceux qui rejettent toutes les règles de la tempérance, ne peuvent ni recevoir ni mériter de guérison de la part du médecin.

Quelques observations suffiront, j'espère, sur les alimens particuliers et sur la manière la plus convenable de les apprêter. On aurait besoin d'un traité séparé pour s'étendre au long sur ce sujet.

L'expérience semble nous montrer que, de tous les animaux dont la chair alimente nos cuisines, celle du mouton est la plus facile à digérer, particulièrement lorsqu'elle est rôtie. C'est au moyen de l'ébullition (1) que le tissu du veau paraît le plus favorablement préparé pour l'action de l'estomac. On peut dire, qu'en général, ce dernier est le

---

(1) Je crois que la peau et le tissu cellulaire de l'animal sont plus heureusement disposés pour l'action du suc gastrique (ou, en m'exprimant familièrement, sont rendus plus aptes pour la digestion), par l'influence de l'ébullition, tandis que le tissu des parties musculaires est comparativement plus ramolli en le faisant rôtir. En preuve de ce raisonnement, je citerai dans le premier cas le veau et les pieds de veau, et dans le second, la tendreté supérieure du bœuf modérément rôti, sur celui qui a été soumis à une ébullition long-temps prolongée.

moins digestible des alimens, et ce fait s'explique par le principe que j'ai établi, que les animaux qu'on laisse en liberté dans les champs, tels que les moutons et le gibier, acquièrent proportionnellement beaucoup de muscles et peu de graisse; et que le contraire a lieu pour le bétail engraissé dans l'étable, qui est très-pourvu de tissu cellulaire et de graisse, aux dépens des qualités plus utiles de la fibre musculaire. Quand l'animal n'est pas trop âgé, c'est la fibre musculaire qui constitue le meilleur stimulus de l'estomac, et la matière la plus favorable pour la digestion. Le porc, sous la plupart de ses formes *culinaires*, paraît être, pour l'invalide, une viande d'une digestibilité incertaine et difficile; et s'il lui arrive d'en manger, il évitera la peau et la graisse de l'animal. J'ai cependant appris d'autorités respectables, que le bouillon de porc (presque débarrassé de graisse), convenait très-bien aux estomacs les plus débiles.

Parmi les poissons (1), le saumon, à cause

(1) Le hareng semblerait mériter des éloges particuliers comme aliment pour les goutteux. Le docteur Clerk Edinb. med. and phys. ess. vol. III, p. 462) rapporte

de la grande quantité de graisse dont il est enveloppé, doit être considéré comme mal sain, quelle que soit la manière dont on l'accommode, et après lui, nous en dirons autant du maquereau. Les coquillages, quoique convenant à certaines personnes dont l'estomac est malade, doivent être rangés dans la liste des choses défendues (1). Quant

---

un cas où le paroxisme fut guéri très-aisément en faisant manger au malade des harengs salés, sans lui donner aucune boisson pour appaiser sa soif. Si nous voulons chercher l'explication de ce fait, nous aurons besoin d'avoir recours au stimulus ou aux autres propriétés du muriate de soude ; mais ce moyen me paraît aussi peu digne de recommandation dans la goutte, qu'il est certaineement désagréable dans ses effets sensibles.

(1) On doit faire attention que les remarques critiques auxquelles je me livre actuellement, n'ont rapport qu'aux organes digestifs dont les fonctions sont dérangées et affaiblies. Il est également important de faire observer que les conclusions que je me suis hasardé à offrir sur la diète sont empruntées aux rapports des dyspeptiques, classe de malades dans laquelle j'ai trouvé toutes les occasions favorables pour me procurer des renseignemens sur ces objets; les expériences de M. Astley Cooper qui y sont relatives, et dont les détails sont rapportés à la fin de cette section, offrent un grand intérêt, et méritent particulièrement l'attention des physiologistes.

aux huîtres, sur-tout si elles sont bouillies (la noix en étant toujours ôtée), elles sont, en général, d'une digestion très-facile pour les estomacs délabrés, et je n'ai rien à dire de leur qualité très-nutritive. Pour les végétaux de chaque saison, ils sont aussi agréables qu'utiles, lorsqu'ils sont bien cuits; mais je recommanderai aux personnes dont l'estomac est affaibli, de n'en manger que d'une seule espèce à chaque repas.

Les goutteux recherchent ordinairement les ragoûts d'oignons. Pour les végétaux crus, ceux qui sont stimulans, tels que le raifort, la moutarde, doivent seuls être tolérés; et j'en prendrai occasion de faire observer qu'une quantité modérée de poivre et de moutarde, comme stimulans, associée aux mets qu'on sert, peut être conseillée lorsque la digestion est languissante. Toutefois, il faut se mettre en garde contre l'usage habituel des condimens qui ne sont pas nécessaires à un estomac sain. Le sel est un stimulus qui s'associe naturellement aux alimens : on ne s'en servira néanmoins qu'avec modération, à cause de la soif qu'il excite, et de la distension de l'estomac et du tube digestif qui suivent un excès de boisson. On ne doit user du vinaigre qu'en petite quantité. Les substances nouvellement marinées seront rejetées; mais on n'en agira pas de même pour celles qui le sont anciennement, et qui sont bien assaisonnées, parce qu'elles s'accommodent, même parfaitement, avec un estomac malade. Cependant, ces substances alimentaires ne méritent pas d'être placées dans la liste des choses convenables.

Avant de terminer, je dois remarquer, au sujet du pain, que les personnes qui éprouvent une constipation habituelle, trouveront de grands avantages à éviter le pain blanc astringent de boulanger, et à se servir de pain bis fait avec la farine dont la partie la plus grossière du son a seulement été enlevée. Je connais plusieurs exemples qui prouvent l'utilité de ce changement, en apparence peu important dans le régime.

Je vais maintenant m'occuper des liquides à l'usage de la table, relativement à leur influence sur le régime prophylactique.

J'ai déjà parlé, avec quelque étendue, de l'action comparative des diverses liqueurs fermentées; et pour en revenir à cette question, je soutiendrai que, par rapport à la goutte, la qualité et la quantité des boissons sont d'une importance encore plus grande que celles des alimens : cependant, à cet égard même, je ne proposerai pas de restrictions incompatibles avec les véritables jouissances de la vie sociale. En thèse générale, j'avancerai qu'une petite portion de vin, après dîner, est aussi innocente et aussi utile pour un goutteux que pour un autre. Les personnes d'un tempérament sanguin, et très-disposées à l'état pléthorique inflammatoire, auront raison d'éviter toute liqueur fermentée, et de se contenter de l'usage salutaire de l'eau; mais, d'une autre part, je suis convaincu que je fais une concession dans l'intérêt de la vérité, en soutenant que la plupart des goutteux, par le genre même de vie qui a amené la maladie, acquièrent un état de l'estomac, et une disposition du tempérament, qui rendent l'usage moderé du vin aussi utile que nécessaire (1). Cette liqueur

---

(1) Je crois important d'expliquer sans ambiguité mes sentimens à cet égard; en revoyant la doctrine précédente, je suis convaincu de sa vérité. On devrait considérer que tout ce qui se rapporte à la diète, elle-même partie très-matérielle du traitement médical, a besoin d'être modifié relativement aux idiosyncrasies particulières, absolument de la même façon que les médicamens, l'exercice

produit une sensation de bien-être, et ses effets avantageux, quand on en restreint l'emploi dans les bornes convenables, se propagent daus tout le corps. Je serais disposé à penser qu'en prendre moins de trois verres est une retenue inutile, et que dépasser six verres est le commencement d'un excès nuisible. Pour déterminer l'exacte quantité la plus favorable au malade, j'observerai qu'il suffira, le plus souvent, de suivre pour guide ses propres sensations; car l'objet qu'on se propose est que le vin produise un surcroît de forces, sans aucune excitation chaude sensible.

---

ou toute autre classe de remèdes. Toute règle générale dans chaque cas séparé, varie dans quelques-unes de ses circonstances; par exemple, les goutteux qui sont encore jeunes et remplis de vigueur, feront bien d'adopter des mesures de précaution, en se bornant à boire de l'eau; la seconde classe, ou ceux dont les forces ont été diminuées, pourront, avec avantage, se servir du vin, moyennant les restrictions que j'ai indiquées. La troisième classe, ou ceux dont la constitution est devenue infirme et nerveuse par des attaques longues et répétés, réclament la vertu cordiale d'un peu de bon vin; et en unissant cette indulgence à de bonnes habitudes, je suis persuadé qu'ils augmenteront la tonicité de leur estomac et l'énergie de leur santé générale, sans aggraver la prédisposition à la goutte.

J'ai rencontré quelques cas intéressans où l'on s'était abstenu de vin et des liqueurs fermentées pendant un temps très-long, et où de plus l'on avait entièrement évité toute nourriture animale. Un de ces malades, pléthorique à un point remarquable, et pourvu d'une constitution vigoureuse que les progrès de l'âge n'avaient pas encore détériorée, étant cruellement affligé de la goutte, fit le premier l'essai de ne manger de la viande que de deux jours l'un, et de ne boire que de la bière à ses repas. La goutte n'en reparut pas moins, et avec peu de diminution, dans son intensité première. Il reprit en conséquence ses anciennes habitudes. La goutte devint de plus en plus violente; et enfin ce malade, presque désespéré, résolut de s'en tenir exclusivement à la diète lactée et végétale. Pendant seize mois, il poursuivit ce plan avec la plus stricte philosophie. Quelques avantages marqués, qu'on sera sans doute curieux de connaître, s'en suivirent. Il perdit la douleur de tête et les vertiges qui l'avaient beaucoup incommodé: les fonctions des intestins devinrent régulières, et les sécrétions, qui avaient été long-temps dans l'état d'altération le plus grand, prirent un caractère simple et furent très-améliorées. La goutte revint encore, mais seulement avec une douleur et une inflammation légères. A la fin, cependant, le système nerveux refusa de s'acommoder au retranchement complet de ses stimulans ordinaires. Quoique aucun accès violent n'eût lieu, on s'aperçut de quelques symptômes chroniques, et d'un abattement extrême d'esprit. Les membres étaient légèrement œdématiés, et à chaque changement contraire de température, ils devenaient aussi douloureux que s'ils eussent été rhumatisés. Dans des circonstances semblables, je conseillai un changement de régime, et je fis reprendre, par degrés, au malade ses anciennes habitudes, mais d'une manière modérée et régulière. Je commençai en même temps un traitement par les remèdes altérans, et par ceux que j'ai fait connaître pour améliorer l'état des membres. Nous en obtînmes des effets avantageux si décidés, qu'à proportion que ses forces et son courage augmentaient, il perdait de plus en plus ses dispositions à la goutte, par l'influence du traitement médical sur le système. Il se permettait aussi un peu de vin, de la meilleure qualité, mais en apportant une grande circonspection à cet égard, à cause de la pléthore constitutionnelle, et de la tendance inflammatoire.

Plusieurs cas semblables se sont rencontrés dans ma pratique à l'appui de cet axiôme général, qu'avec de certaines restrictions, on doit plutôt conseiller que défendre le vin aux goutteux. Je suis bien convaincu qu'une suspension temporaire d'une diète nutritive et de l'usage du vin, est capable, en certaines circonstances, de procurer un avantage matériel à la constitution. Dans quelques obstructions invétérées des viscères ou altérations des sécrétions alimentaires, j'ai obtenu les conséquences les plus heureuses de l'adoption, pendant un laps de temps, d'une diète végétale et lactée, conjointement avec le traitement médical. Mais un tel plan n'a été que provisoire et relatif seulement à la maladie existante. Il doit donc être entièrement distingué de la prescription d'une abstinence sévère pour le reste de la vie.

Je dirai, pour en revenir à mon sujet, qu'on peut accorder de la latitude dans le choix du vin particulier, pourvu qu'il soit vieux et de la meilleure qualité. J'ai vu quelques goutteux qui retiraient de l'avantage et du bien-être du bon vin de bordeaux, et qui, par la plus légère quantité de bon Porto, éprouvaient de la chaleur et du mal-aise. En mettant de côté les idiosyncrasies particulières (1), il me semble que le Porto vieux est très-approprié à l'estomac du goutteux, et que le vin d'Andalousie, lorsqu'il est vieux et véritable, lui est plus favorable que le Madère, étant, à ce que je crois, le moins accescent. Je suis porté à adopter cette conclusion, d'après quelques essais que j'ai tentés, avec de bons échantillons de chaque vin, afin de connaître la proportion comparative d'alkali qu'ils exigent, pour devenir neutres. J'avoue cependant que mes expériences n'ont pas été assez nombreuses ponr établir un *aphorisme* sur ce point. Quand à la règle générale, d'éviter tous les vins légers accescens, les vins nouveaux quels qu'ils soient, ainsi que les liqueurs sous-acides, telles que le cidre et le poiré, elle est trop bien connue des gout-

(1) Je connais une dame qui devient immédiatement malade par la moindre quantité de vin de Porto, quoiqu'elle puisse boire du vin blanc avec avantage pour sa santé : les symptômes qu'elle ressent sont une difficulté hystérique de respirer, des maux de tête, et une irritabilité nerveuse extrême.

teux pour que j'aie besoin d'en parler autrement que d'une manière générale.

Pendant le dîner, l'eau, comme délayant, est la véritable boisson de santé. Si l'on veut faire usage de quelque vin, en même temps qu'on mange, on se restreindra à une quantité très-modique.

Les objections sont fort nombreuses contre les liqueurs fortes fermentées. *L'ale* et le *porter*, en conduisant bien plus promptement à la pléthore que le vin, ont une influence marquée pour produire et augmenter la prédisposition à la goutte. L'usage de ces liqueurs ne doit donc pas être permis dans le plan diététique de ceux qui prennent du vin. La petite bière de bonne qualité, exempte de toute acidité, ou, suivant l'expression technique, nullement *épaisse*, est une boisson salutaire : quoiqu'elle le soit moins que l'eau, on ne saurait la défendre qu'aux individus corpulens et pléthoriques, ou aux malades dyspeptiques, pourvu qu'on s'en serve modérément.

Les spiritueux (1), même affaiblis, doivent

---

(1) Quoique le bon vin, d'après les expériences de M. Brande (phil. trans. 1811, part. II), contienne une si

être évités comme des ennemis certains, et en conséquence, il ne faut jamais se les permettre que d'après l'ordre du médecin, et pour remplir quelque intention particulière.

En portant mes regards sur le régime le plus convenable aux personnes affligées de la gravelle, je ne puis que renvoyer à ce que j'ai dit précédemment. On recommandera au malade d'éviter toutes les causes qui tendent, d'une manière quelconque, à produire une fermentation acide dans l'estomac et le canal alimentaire. Aussi les liqueurs fermentées épaisses, et sur-tout les plus fortes, le cidre, le poiré, tous les spiritueux, une diète trop végétale pour procurer à l'estomac et au système général les forces qui leur sont nécessaire, sont des causes nuisibles contre les-

---

grande proportion d'alcool, qu'en général elle aille à un quart de son volume, le principe spiritueux n'en est pas moins dans un tel état de combinaison avec plusieurs autres, que son influence sur l'estomac, dans une semblable combinaison, est très-différente de celle des esprits purs ou mélangés. En proportion surtout que le vin s'est amélioré par l'âge, ses propriétés stimulantes favorables sont moins susceptibles de nuire.

quelles il faut principalement se mettre en garde. L'ouvrier sur lequel la maladie sévit le plus souvent, doit soutenir ses forces par une liqueur fermentée, telle qu'elle soit exempte de toute acidité; et le bon porter semble être le plus avantageux. Le malade riche se bornera à l'usage modéré du vin pur, en se retranchant tous les vins où l'acide prédomine. Lorsqu'on a besoin d'un traitement médical, on insistera beaucoup sur l'emploi du lait d'ânesse.

Il se présente ici tout naturellement une autre considération en rapport avec la précédente.

Dans tous les siècles, et dans tous les écrits de médecine sur la diète et le régime, les qualités de l'eau ont, avec justice, réclamé l'attention. La nature nous offre, dans la composition de ses sources, une étonnante diversité résultant des couches de terre sur lesquelles elles coulent. La belle et importante chimie qui se fait ainsi dans les plus profonds abîmes de la terre, fournit à l'homme en santé la plus salutaire boisson, et souvent au malade le plus précieux rémède. Elle est un des innombrables bienfaits de la création, et elle doit élever notre admiration et notre reconnaissance vers le suprême auteur de tout bien.

Les espèces d'eau que nous choisissons pour les usages domestiques, sont celles qui se trouvent les plus agréables au goût : on les divise en dures et en molles. Cette distinction provient du facile ou difficile mélange de ces espèces respectives avec le savon. Si le mélange est difficile, on en conclut que l'eau renferme beaucoup de matières salines qui, attirant l'alkali du savon, laissent son huile détachée et formant des flocons sur l'eau. Si, au contraire, une mousse abondante a lieu à la suite du mélange, on reconnait qu'il n'y a qu'une petite proportion de matières salines, et cette eau, dégagée d'autres substances, est appelée pure. Les eaux dures ont toujours été regardées comme nuisibles à la santé, sur-tout à celle des personnes affectées de la gravelle et de la pierre. Quelques malades s'imaginent probablement que les sels terreux qu'elles contiennent favorisent l'augmentation de la concrétion calculeuse. Si, d'après la doctrine générale, nous faisons attention à la composition de l'eau, il est curieux de trouver que les seuls ingrédiens d'une solution qu'elle renferme, le sulfate et le carbonate de chaux (1), se trouvent rarement, ou même jamais, dans les concrétions urinaires. A moins donc que ces principes n'éprouvent une décomposition dans le canal alimentaire, ou dans la circulation, ils ne sauraient être nuisibles. Toutefois, d'après la théorie plus rationnelle que le D. Murray a si ingénieusement conçue, l'arrangement des principes constituans paraît entièrement différer, dans la majorité des cas, de tout ce qu'on croit communément. Suivant les idées de ce chimiste, les sels presque insolubles en question, le carbonate et le sulfate de chaux, n'existent pas actuellement dans les proportions qui sont ordinairement établies, ou plutôt n'existent pas du tout : au contraire, leurs acides s'arrangent avec les autres bases, de manière à produire les sels qui sont so-

(1) M. Howship, dans ses observations pratiques sur les maladies des voies urinaires, fait l'exposé suivant d'un calcul rénal très-volumineux dont la structure était compacte et terreuse, la consistance semblable à de la glu, et la couleur d'un jaune pâle grisâtre. Par l'analyse, M. Brande trouva cette matière composée de carbonate de chaux, mêlée d'une matière animale très-tenace. Il observa que c'était le premier cas venu à sa connaissance où le rein avait sécrété du carbonate de chaux.

lubles, et par-là, les eaux les plus dures ne peuvent être supposées pourvues des qualités malfaisantes qu'on leur attribue si généralement. Il n'est pas même probable que la nature voulût offrir à l'homme un fluide tout à la fois agréable et nécessaire aux besoins de la vie, mais nuisible à la santé par ses propriétés.

Je rejette les conclusions générales qu'on a portées sur la dureté de l'eau, comme cause de la gravelle et de la pierre, et je ne doute pas que la principale explication ne s'en trouve toujours dans la manière vicieuse de vivre du malade, sous les rapports du régime et de la diète, ainsi que dans l'usage des liqueurs, bien moins innocent que l'eau du pays qui reçoit ordinairement tous les reproches.

Malgré ces remarques, je conviendrai cependant aussi que l'eau la plus débarrassée des matières étrangères, et se rapprochant par là de l'eau distillée, est un délayant plus favorable pour nos alimens, un dissolvant plus énergique dans le procédé digestif, et enfin un meilleur moyen pour combattre l'indigestion, que l'eau fortement imprégnée de sels terreux, quel que soit d'ailleurs leur état de combinaison. Par là, j'accommode mes raisonnemens avec l'observation que les personnes souffrant beaucoup de la gravelle sont extrêmement sensibles à l'influence particulière des eaux dont elles se servent, et qu'elles se plaignent toujours de l'usage de celles qui sont dures. Je crois qu'on doit chercher entièrement l'explication de ce fait dans la sympathie existante entre les organes digestifs et les reins ; et il en résultera que tout ce qui conduira à un procédé sain de la digestion, sera en harmonie avec les sensations générales du malade, et favorisera les fonctions naturelles.

Quant à l'emploi des médicamens dans le traitement prophylactique de la goutte, nous serons principalement dirigés par l'état de l'action des reins et du tube digestif. On combattra toujours attentivement la constipation ; et à cet effet, ainsi qu'à cause de l'influence utile qu'elles peuvent avoir pour exciter la sécrétion de ces deux classes d'organes, je recommanderai, d'après ma propre expérience, les pilules dont j'indique ici la formule :

℞ Gum. gambog. gr. j.
Pilul. hydrarg. gr. v.

Pulv. aloës compos. gr. v. ad x.
Saponis duri gr. ij.

Decoct. aloës compos. Q. S. fiant pilulæ iij vel iv. Hora somni sumendæ, alvo astricta, vel pro re nata.

Des pilules encore plus simples et mieux adaptées à l'usage familier, sont celles avec cinq ou dix grains de poudre d'aloës composée, un demi-grain ou un grain de poudre d'antimoine, et un grain ou deux de savon dont on forme deux ou trois pilules avec la décoction d'aloës composée : on obvie par là à l'inconvénient qui résulte de leur dureté, quand on en fait une trop grande quantité à la fois pour l'usage. J'ajouterai pour les personnes corpulentes, ou qui sont facilement disposées à devenir pléthoriques, un demi-grain ou un grain de gomme gutte, afin de produire un effet diurétique plus marqué.

Suivant la théorie de la pathologie humorale, le sang devait être parfois soumis, dans la goutte, comme dans diverses autres maladies, à un traitement dépuratoire régulier, au moyen de remèdes végétaux. Leurs qualités variées, et même opposées, en se modifiant réciproquement, devaient être toutes en harmonie avec le but général. C'est ainsi que Sydenham conseillait un électuaire composé de trente et une substances. Il ajoute ce qui suit aux observations sur son usage : « il faut avoir soin de choisir les simples les plus agréables au goût du malade, parce qu'on aura besoin de les continuer pendant un long temps, ou pour mieux dire, pendant le reste de la vie. » Il recommandait également une décoction diurétique, composée principalement de salsepareille, qu'il désirait qu'on pût sur la fin de l'accès, et qu'on continuât dans les intervalles, durant le reste de la vie.

L'emploi accidentel du délayant végétal correctif, décoction de salsepareille composée de notre pharmacopée, conjointement avec l'usage des pilules altérantes de Plummer, peut être utile dans cet état de l'estomac qui est accompagné d'une vive démangeaison de la peau et d'une éruption d'irritation ; mais elle ne me semble mériter aucune considération sérieuse, soit comme remède essentiel, soit comme boisson journalière, suivant la méthode dont je viens de parler.

Le remède alkalin a souvent été préconisé dans la goutte, d'après les principes de chimie qui font dépendre la cause prochaine de la maladie de la présence de l'acide urique.

Le docteur Wollaston, en décrivant la composition des concrétions goutteuses, termine son mémoire (1) de cette manière : « La connaissance de ce composé peut nous conduire à un essai ultérieur des alkalis qui ont paru au docteur Cullen être efficaces pour prévenir les retours de la maladie (First lines par. 558). Elle nous engagera aussi à employer, pour la correction de l'acidité à laquelle les goutteux sont fréquemment sujets, et de préférence aux terres nommées absorbantes, dont on ne saurait obtenir de semblables avantages, les alkalis fixes, qui sont par eux-mêmes capables de dissoudre la matière goutteuse. »

J'ai fait précédemment connaître les raisons pour lesquelles on a donné la préférence à la magnésie sur les alkalis, comme remède dans la gravelle, lorsqu'on suppose que l'acide urique est sécrété en excès. Cette pratique a aussi été étendue au traitement de la goutte. M. Brande, dans le mémoire cité plus haut (Phil. trans. 1810), rapporte le cas d'un malade qui avait essayé les alkalis, avec beaucoup de désavantage pour son esto-

(1) Phil. trans, 1797, p. 387.

mac, et qui, ensuite, avait eu recours à la magnésie. Ayant poursuivi l'usage de ce médicament pendant quelque temps, les apparences d'acide urique et de mucus diminuèrent considérablement dans son urine, et l'auteur conclut de la sorte : « Une chose également digne d'attention, c'est qu'il ne s'est pas manifesté le plus léger symptôme de goutte, depuis l'époque de la dernière attaque, qui remonte à plus d'un an : en voilà six que le malade n'avait éprouvé un aussi long intervalle de soulagement. » Sans doute ce rapport favorable des effets de la magnésie a eu une influence très-grande pour encourager à son emploi habituel les personnes sujettes à la goutte et à la gravelle.

Quant à la théorie de l'opération du remède alkalin, sur l'excès d'acide urique qui peut avoir lieu dans les cas de gravelle, j'en ai déjà dit ailleurs mon sentiment, et il ne me reste actuellement qu'à discuter, en peu de mots, la question de son efficacité prophylactique dans la goutte.

Un malade qui en est cruellement affligé, m'apprend que, dans l'espace de deux ans, il a pris treize livres de sous-carbonate de soude, dans l'espoir de prévenir le retour de l'affection. Il fut conduit à en faire usage, en partie pour des chaleurs brûlantes de l'estomac et d'autres symptômes de dyspepsie, et en partie d'après une ferme espérance dans son pouvoir prophylactique. Le résultat fut une légère palliation des symptômes de dyspepsie, mais la durée et la fréquence des accès de goutte furent à peine influencées par ce traitement. Il souffrait évidemment, depuis long-temps, d'un état morbide du foie, et il retire maintenant des avantages des remèdes appropriés qui viennent d'être prescrits.

J'ai fait mention dans l'observation x, du mieux-être temporaire obtenu par l'usage prolongé de la magnésie, et je possède une longue liste de goutteux qui en ont pris à hautes doses, par l'intime persuasion où ils étaient de son efficacité. Aussi long-temps qu'elle a agi comme purgatif, elle s'est trouvée plus ou moins utile pour chaque malade; et quelques-uns, à la suite des bons effets qu'ils en avaient retirés pendant un temps, ont commencé à la considérer comme une panacée dans tous leurs maux. D'autres ont mis en doute ses avantages, à cause de l'incertitude de son action, sur le tube digestif : il en est enfin qui l'ont trouvée inerte et désagréable, et dans aucun cas, elle ne m'a paru produire une amélioration très-permanente.

Une observation attentive sur l'effet de ce remède m'a donné la conviction intime qu'il n'opérait utilement dans la goutte que comme contre-acide et purgatif, et qu'il ne méritait d'ailleurs nulle confiance pour toute autre influence sur l'estomac et le canal alimentaire.

Dans les circonstances même les plus favorables, il ne constitue toujours qu'un traitement palliatif, et il entraîne cet inconvénien fâcheux, que le médecin et le malade s'en reposent sur un moyen inefficace ou nuisible, dans un cas qui nécessiterait un traitement radical, ainsi que la diète et le régime les mieux appropriés.

Une autre objection importante a été élevée depuis peu contre l'emploi habituel de la magnésie. M. Brande a rapporté, dans le journal des sciences et des arts, n° 11, deux cas très-frappans et très-instructifs, dans lesquels la magnésie, long-temps continuée, a produit une quantité immense de concrétions de cette terre, avec le mucus intestinal, ce qui donna lieu aux accidens les plus alarmans de l'obstruction du tube digestif. Les purgatifs actifs, en chassant cette matière étrangère, les firent disparaître.

Il est dit, dans le second cas, que non seulement des quantités énormes d'une concrétion semblable furent évacuées, mais qu'en outre, l'ouverture du cadavre, faite peut-être six mois après que la magnésie eut été discontinuée, en fit reconnaître une collection des poids de 4 à 6 livres, dans la partie supérieure du colon qui se trouvait très-distendu.

Le docteur Whytt cite un exemple des effets remarquables de l'eau de chaux, pour procurer l'entière exemption des retours de la goutte, qui, auparavant, étaient fréquens et intenses. (1)

Le malade en prit une grande quantité, en sorte que son action purgative fut considérable. Il est évident, d'après cela même, que les principaux effets du remède furent

(1) Edinburgh Med. and phys. ess., vol. III, p. 459.

dus à cette cause. Sir Gilbert Blane, dans des remarques sur l'action des alkalis purs fixes, et de l'eau de chaux dans diverses affections, dit, au sujet de la goutte, que, dans quelques cas, ces moyens semblèrent éloigner les accès, tandis que dans d'autres, ils trompèrent entièrement son attente. L'usage occasionnel de l'eau de soude, à une dose qui n'amènerait pas de distension pénible de l'estomac, serait suivi de bons effets chez les goutteux comme chez les autres dyspeptiques.

En terminant cette partie de mon sujet, je déclarerai que, d'après ma propre expérience, je préfère, dans la classe des remèdes alkalins, la magnésie pure ou carbonatée, et les carbonates neutres de soude et d'ammoniaque, mais que je n'ai jamais prescrit la première séparément; et que, quant aux seconds, je les ai le plus souvent associés à d'autres ingrédiens. J'adjoignais aussi à celle de ces substances que je désirais employer, quelques purgatifs ou altérans, dans lesquels je plaçais une confiance certaine, regardant les alkalis comme principalement utiles par leur vertu neutralisante, et comme de simples auxiliaires du traitement général.

Plusieurs auteurs ont conseillé la saignée dans des saisons particulières, pour prévenir l'état pléthorique des vaisseaux, et la manifestation consécutive du paroxisme. J'ai vu des goutteux qui, ayant été saignés pour une autre maladie, s'étaient imaginé, et peut-être avec raison, que ce moyen avait éloigné d'une manière remarquable les attaques subséquentes. On devrait néanmoins considérer que ce qui est avantageux comme remède, est nuisible comme habitude. prévenir l'excès du sang par un exercice et un régime convenables, telle est la seule méthode légitime de combattre l'état pléthorique. On a également préconisé les exutoires, dans la vue de diminuer la quantité du sang en circulation, et d'établir un écoulement pour une matière morbifique supposée. Ce traitement semble toutefois beaucoup trop local pour agir sur la constitution comme préservatif de la goutte. Il entraîne des inconvéniens marqués; et à moins d'une indication positive, basée sur des motifs différens de ceux que je viens de faire connaître, il peut être justement remplacé par d'autres moyens bien supérieurs.

Les toniques ont été souvent prescrits pour empêcher les retours de la goutte, d'après la doctrine de la débilité.

Je dirai peu de choses de la poudre de *Portland*, arcane jadis vanté, mais maintenant tombé dans l'oubli. Sa composition (1) se retrouve dans les *annales des médicamens* de Cœlius-Aurelianus, et dans les autres antidotes des anciens contre la goutte. Le docteur Héberden parle avec quelque approbation de ses effets. — Le docteur Cadogan l'a sévèrement censuré : il affirme avoir vu cinquante à soixante personnes, toutes de ses connaissances, de ses voisins ou de ses malades, rapidement guéries en apparence par son usage ; en moins de six ans, elles étaient toutes mortes, à un homme près (2).

Un stimulant amer tel que celui-ci, pris journellement pendant plusieurs mois, au-

---

(1) Voyez sur ce sujet l'intéressant essai qui a pour titre : *An inquiry into the origin of the Gout Powder* by *John Clephane*, *M. D. Med. obs. and inquir. vol.* 1.

(2) *Cadogan*, *on the Gout*, etc., p. 79.

rait l'effet d'exciter l'appétit au-delà des forces de la digestion et d'une assimilation saine, et pourrait par là conduire indirectement une apoplexie accidentelle, ce qu'il est accusé de faire. En employant les toniques comme préservatifs, pendant les intervalles des paroxismes de goutte, nous nous souviendrons que cette maladie exige plutôt la correction que l'excitation des organes digestifs, et qu'on parvient à ce but en régularisant les sécrétions et l'action des intestins, au moyen des remèdes appropriés et d'un régime attentif.

J'ai déjà parlé des toniques martiaux, lorsqu'il existe de la débilité; mais je ne puis admettre leur utilité prophylactique dans les intervalles de santé. Une eau chalybée, si utile à la constitution en plusienrs circonstances, est rarement admissible dans l'habitude goutteuse, où les vaisseaux sont facilement stimulés à un action morbide. J'ai même vu quelques cas où cet agréable moyen conseillé au malade dans l'intention générale de lui procurer des forces, a amené en peu de temps une attaque de goutte.

En dernière analyse, nous arrivons à cette conclusion, que pour prévenir la goutte, il vaut mieux employer peu que beaucoup de médicamens, à moins que, par l'état de dérangement du système, ces derniers ne soient réellement indispensables. Quant à ce qui regarde toutes les autres maladies, les règles essentielles pour conserver la santé sont fondées sur la tempérance et l'exercice, ainsi que sur le choix des moyens propres à fortifier le tempérament.

EXPÉRIENCES SUR LA DIGESTION.

L'obligeante amitié de M. Astley Cooper m'a mis à même d'offrir au public une série d'expériences tentées sur des chiens, pour déterminer comparativement l'action dissolvante du suc gastrique, sur diverses sortes d'alimens, et pour en tirer quelques conclusions utiles sur les soins diététiques à donner à l'estomac de l'homme, lorsque ses forces digestives sont dans un état de faiblesse. Ces expériences ont été rapportées, il y a trois ans, dans les leçons de M. Cooper au collége royal de chirurgie, mais elles n'ont encore été publiées que dans cet ouvrage.

On observa, dans la conduite de ces expériences, autant de méthode et d'uniformité qu'il était possible. Les substances furent pesées et coupées dans une forme déterminée. Elles furent ensuite introduites dans l'estomac de l'animal. Un temps donné s'étant écoulé, le chien fut tué, et les substances non encore dissoutes par l'action du suc gastrique ayant été pesées de nouveau, on put estimer la perte qu'elles avaient subie, et conséquemment leur degré de digestibilité comme alimens dans l'état naturel de l'estomac du chien (1). On ne donna que les chairs crues et les parties maigres de l'animal, si ce n'est lorsque le contraire est exprimé.

(1) Il est presque semblable à celui de l'homme pour la structure.

Espèce de l'aliment.	Forme.	Quantité.	Animal tué.	Perdu par la digestion.
Porc.......	Longue et étroite.	100 parties.	Au bout d'une heure.	10.
Mouton.....	»	»	»	9.
Veau.......	»	»	»	4.
Bœuf	»	»	»	

EXPÉRIENCE II.

Espèce de l'aliment.	Forme.	Quantité.	Animal tué.	Perdu par la digestion.
Mouton.....	Longue et étroite.	100 parties.	Au bout de deux heures.	46.
Bœuf	»	»	»	34.
Veau.......	»	»	»	31.
Porc	»	»	»	20.

EXPÉRIENCE III.

Espèce de l'aliment.	Forme.	Quantité.	Animal tué.	Perdu par la digestion.
Porc.......	Longue et étroite.	100 parties.	Au bout de 3 heures.	98.
Mouton	»	»	»	87.
Bœuf	»	»	»	37.
Veau.......	»	»	»	46.

EXPÉRIENCE IV.

Espèce de l'aliment.	Forme.	Quantité.	Animal tué.	Perdu par la digestion.
Porc......	Longue et étroite.	100 parties.	Au bout de 4 heures.	100.
Mouton....	»	»	»	94.
Bœuf......	»	»	»	75.
Veau......	»	»	»	69.

Il est probable que la digestion du chien, par rapport à la chair de porc, diffère de celle de l'homme, puisque, quand l'estomac de ce dernier est tout-à-fait affaibli, la digestibilité de ces alimens paraît être dans l'ordre qui suit :

1 mouton. 2 bœuf. 3 veau. 4 porc.

On peut aussi attribuer quelque influence à l'absence de la graisse, surtout de celle de porc.

EXPÉRIENCE V.

Espèce de l'aliment.	Forme.	Quantité.	Animal tué.	Perdu par la digestion.

EXPÉRIENCE VI.

Espèce de l'aliment.	Forme.	Quantité.	Animal tué.	Perdu par la digestion.
Bœuf.......	Longue et étroite.	100 parties.	Au bout de 2 heures.	0.
Lapin.......	»	»	»	0.
Morue.......	»	»	»	74.

Il semblerait par là que le poisson est facilement digéré. (1)

EXPÉRIENCE VII.

Espèce de l'aliment.	Forme.	Quantité.	Perdu par la digestion.
Fromage.......	Longue et étroite.	100 parties.	39.
Graisse.........	»	»	70.

---

(1) Dans le nº XLIX du journal de médecine et de chirurgie d'Edimbourg, le critique (auquel j'ai d'ailleurs des obligations pour l'approbation flatteuse qu'il a bien voulu accorder à mon ouvrage) observe, en commentant ces expériences, qu'on pourrait mettre en question si une prompte solution dans l'estomac est la preuve d'une digestion facile. Cette objection, quoique ingénieuse, ne me paraît pas fondée; et je suis disposé à soutenir que, toutes choses égales d'ailleurs, la digestibilité des alimens solides dans l'estomac est en proportion du degré de leur solubilité. Il est vrai que ces expériences se rapportent seulement aux forces digestives du chien, dans l'état de santé, mais elle n'en sont pas moins instructives.

EXPÉRIENCE VIII.

On donna au même chien du bœuf et une portion de pommes de terre crues, de chaque 100 parties.

	Perdu par la digestion.
Bœuf.............	100.
Pommes de terre...	43.

La peau, en contact avec la pomme de terre, n'était pas altérée. Les pommes de terre étaient dissoutes sous la peau, mais le suc gastrique n'avait pas atteint le centre. Là où la peau était séparée, elle était dissoute.

Chez le chien, d'après l'expérience suivante, le veau rôti est plus difficile à digérer que lorsqu'il est bouilli.

EXPÉRIENCE IX.

EXPÉRIENCE X.

Espèce de l'aliment.	Forme.	Quantité.	Animal tué au bout de	Perdu par la digestion.
Veau rôti.....	Longue et étroite.	100 parties.	»	2.
Dito bouilli...	»	»	»	31.

On fit ensuite un essai sur les substances énumérées ci-après :

EXPÉRIENCE XI.

Substances.	Quantité.	Animal tué au bout de	Perdu par la digestion.
Muscle........	100 parties.	4 heures.	36.
Peau..........	»	»	22.
Cartilage......	»	»	21.
Tendon.......	»	»	6.
Os...........	»	»	5.
Graisse........	»	»	100.

On s'aperçut dans le muscle d'une séparation des fibres par la solution graduelle du tissu cellulaire intermédiaire qui avait d'abord eu lieu ; et ensuite les fibres elles-mêmes se réduisirent en portions très-ténues.

La peau était attaquée à sa surface inférieure, mais il n'en était pas ainsi à la supérieure,

Le cartilage était en apparence vermoulu.

Le tendon était réduit en une substance pulpo-gélatineuse.

La dernière expérience eut lieu pour connaître la digestibilité de l'os.

EXPÉRIENCE XII.

	Quantité.	Animal tué au bout de	Perdu par la digestion,
Os de la cuisse.	100 parties.	3 heures.	8.
Dito	»	6 heures et demie.	30.
Os de l'épaule..	»	6 heures.	100.

L'exemple suivant prouve que l'estomac humain est capable d'agir sur les os.

Le 28 mars, une petite fille, âgée de 4 ans, avala par accident un domino qui resta trois jours dans les intestins. Le médecin ordinaire, observant que le volume de ce domino était beaucoup plus petit que celui des autres dont il avait fait partie, eut l'idée de le peser. On trouva que son poids était seulement de 34 grains, tandis que celui des autres dominos était de 56 grains; en sorte qu'il avait perdu 22 grains par la digestion. Les

DU RHUMATISME.

Avant d'offrir à mes lecteurs ce court traité sur un sujet aussi important et aussi digne d'intérêt, j'appellerai leur attention et leur indulgence sur quelques explications que je crois leur devoir.

En terminant la préface de la première édition de cet ouvrage, je promis de donner un exposé général sur la nature et le traitement du rhumatisme, et de réserver entièrement pour un autre volume les considérations pratiques sur la forme chronique de la maladie. Une année venait à peine de s'écouler, quand la réception favorable faite à mon ouvrage en nécessita une nouvelle édition. Je réfléchis alors que je remplirais mieux mes devoirs envers le public, en m'empressant d'améliorer et d'augmenter mon premier volume, plutôt que de faire gémir prématurément la presse par un second, que je n'aurais pas le loisir d'exécuter d'une manière satisfaisante dans un espace de temps aussi limité.

Telle est mon apologie à l'égard de la concision qu'on rencontra dans mon traité sur le rhumatisme; mais j'ajouterai que je ne veux perdre aucune occasion, dans ma pratique journalière, de recueillir des matériaux qui puissent me mettre à même de tenir mes promesses. Mon espérance et mon ambition sont de publier dans la suite un ouvrage sur le rhumatisme, plus capable, par son étendue, de remplir les lacunes qu'on trouvera nécessairement dans celui-ci.

J'ai déjà parlé de l'application générale du terme *arthritis* dont les anciens se servaient pour désigner toutes les maladies des articulations. Ce défaut de distinctions nosologiques doit nous empêcher d'avoir une confiance entière dans leur autorité-pratique à l'égard de la goutte et du rhumatisme, et nous prouver en même temps le peu de progrès qu'avait encore fait la médecine. Il me semble qu'en confondant ensemble le rhumatisme et la goutte, ils montraient une grande inexactitude d'observation; car, quoique ces deux maladies aient parfois quelques symptômes locaux communs, elles n'en présentent pas moins l'une et l'autre, d'une manière évidente, les caractères constitutionnels et locaux les plus opposés. Voici ce que Sydenham lui-même remarque au sujet du rhumatisme : « Cette maladie, quand elle n'est pas accompagnée de fièvre, est souvent prise pour la goutte : elle en diffère cependant essentiellement, comme s'en apercevront aisément ceux qui ont une connaissance parfaite de l'une et de l'autre; c'est peut-être par la raison contraire que les auteurs de médecine n'en ont pas fait mention, à moins qu'on ne veuille la considérer comme une maladie nouvelle. » Baillou, dans un traité *de rhumatismo et pleuritide dorsali* (1), paraît avoir eu le premier le mérite de traiter du rhumatisme comme d'une maladie séparée. Il affirme qu'auparavant il était confondu avec le catarrhe et la goutte. Il lui imposa le nom de rhumatisme, du mot ρευμα, fluxion, d'après une ferme croyance dans les doctrines humorales, comme on le verra par ce qui suit.

La douleur rhumatismale lui semblait produite par les qualités acrimonieuses du sang impur se rendant à la peau, par un procédé dépuratoire, à travers les muscles et les nerfs. La goutte, dit-il, est une maladie périodique d'une certaine partie; le rhumatisme est une

(1) Paris, 1642.

affection de la totalité du corps, dont les retours sont indéterminés. Il pensait cependant que, sans une grande attention dans les habitudes de vie, le rhumatisme conduirait certainement à la goutte. Attribuant la maladie à un état de corruption du sang, il regardait la saignée comme la seule méthode d'évacuation, d'après les principes de la médecine humorale, qui veut que l'humeur nuisible soit évacuée par ses canaux appropriés et respectifs. Tous les médicamens pris par la bouche étaient nuisibles suivant lui, et ne servaient qu'à augmenter la douleur et l'inflammation.

Cullen définit le rhumatisme une maladie par une cause externe et souvent évidente, avec pyrexie, douleur dans les environs des articulations, parcourant le trajet des muscles, se fixant sur les genoux et les grosses articulations, de préférence à celles des pieds et des mains, et augmentant par une chaleur externe. Il le divise ensuite en deux espèces, l'aiguë et la chronique : la présence de la pyrexie sert à marquer la première, et son absence la seconde. Je parlerai conjointement et séparément de ces deux formes.

SIÉGE DU RHUMATISME.

En indiqant le siége du rhumatisme, je crois devoir me servir d'un mode de description moins général que celui qui a été adopté par Cullen.

Les tissus fibreux du corps peuvent être considérés comme le véritable siége du rhumatisme; et le plus communément, c'est le tissu tendineux qui est affecté (1). L'expression générale, *douleur dans les environs des articulations*, est très-indéfinie. Elle comprend quelques tissus, tels que les cartilages et les ligamens capsulaires, qui ne sont pas encore généralement reconnus pour être le siége légitime de cette maladie. Il est probable que ces parties deviennent plus fréquemment affectées d'inflammation chez les personnes sujettes au rhumatisme; mais alors cette inflammation est plus fixe et plus profondé-

(1) Je trouve dans les annales de médecine et de chirurgie pour le mois de septembre 1816, une citation intéressante d'une thèse sur l'inflammation, publiée il y a quelques années par le docteur Elliotson. J'ai le plaisir d'y voir une ressemblance remarquable avec mes propres opinions sur le siége ordinaire du rhumatisme.

ment située que celle qui constitue le caractère propre de l'action rhumatismale. Les ligamens qui ne servent aux articulations, que d'une manière accessoire, et les corps fibreux et albuginés qui appartiennent aux muscles, sont plus susceptibles d'être affectés de rhumatisme que ceux qui ont des connexions immédiates avec ces mêmes articulations. Les ligamens les plus extérieurs des vertèbres sont quelquefois entrepris, et d'une manière séparée et distincte dans certains cas. Les gaines tendineuses, les aponévroses ou fascia (tendons épanouis sur une large surface), et les capsules synoviales, sont des parties bien plus communément affectées que les ligamens. Il est difficile de déterminer si chaque partie constituante d'un muscle est primitivement attaquée par cette inflammation, ou bien si elle est bornée aux portions tendineuses? La dernière conclusion me semble la plus probable. La douleur qui, dans quelques cas de rhumatisme, est seulement ressentie à la suite de l'action d'un muscle, peut s'expliquer par la présomption que cette douleur est propagée des insertions tendineuses le long du trajet des fibres, ou que l'aponévrose étant affectée, son extension occasionne la douleur et la sensibilité qui se font ressentir par le mouvement ; ce qui donne lieu de croire, au malade, que la partie charnue du muscle est le siége du mal.

Le docteur Carmichaël Smith, dans son mémoire si remarqable et si utile (1) sur l'inflammation, définit le rhumatisme aigu, une inflammation des fibres musculaires. Cette manière de voir, en admettant qu'elle ne soit pas fausse, est au moins trop limitée. Un examen attentif, par la pression, de tout le trajet d'un muscle dont les fonctions ont été attaquées par un rhumatisme intense, m'a fait porter cette conclusion générale, que le tissu fibreux interne n'est pas le siége de l'affection.

Une autre conséquence que j'ai aussi tirée du caractère fugitif de l'inflammation rhumatismale, du rétablisesment immédiat consécutif de l'action musculaire, et de la nature permanente des symptômes qui paraissent marquer un état morbide des fibres du muscle, dans plusieurs cas distincts que j'ai rencon-

(1) Des espèces ou genres différens d'inflammation, et des causes auxquelles on peut attribuer ces différences. — Med. communications, vol. II.

trés, c'est que tout procédé inflammatoire dû au rhumatisme, qui peut avoir lieu accidentellement dans la fibre musculaire, est seulement une suite éloignée, et non un caractère primitif de la maladie. Si, dans le rhumatisme, les fibres musculaires étaient réellemeut le siége ordinaire de l'inflammation, nous observerions sûrement, d'une manière bien plus manifeste, comme phénomènes concomitans, la tuméfaction et la sensibilité de la substance même du muscle. N'y aurait-il pas communément ensuite un épaississement plus ou moins considérable des fibres correspondant aux effets de l'augmentation de détermination du sang, épaississement semblable, au reste, à celui qui se manifeste invariablement dans les autres parties? Dans le rhumatisme, le contraire, par rapport aux muscles, a lieu le plus souvent; tandis que nous découvrons toujours un accroissement de volume dans les tissus tendineux et synoviaux.

La faiblesse permanente des muscles, et leur diminution fréquente de volume après une attaque rhumatismale, s'expliquent suffisamment par l'état de maladie et de détérioration des tissus synoviaux et tendineux, d'où s'en suit la perte consécutive des mouvemens musculaires. Il semblerait, d'après la douleur, que le malade représente quelquefois comme fixée dans l'os lui-même, que le périoste est accidentellement le siége du rhumatisme.

Nous savons que, dans certains cas, les nerfs eux-mêmes sont séparément entrepris. *l'ischias nervosa* est l'exemple le plus marqué de cette forme de la maladie. Un problème assez difficile, est de déterminer si les filamens du nerf lui-même, ou si son enveloppe seulement, est le siége primitif et légitime de la maladie. La première conclusion me paraît la plus probable. Je suis fortifié dans cette opinion, en considérant les élancemens douloureux, soudains et comme électriques, qui, d'après ma propre expérience, attaquent souvent les branches nerveuses dans les commencemens de l'affection rhumatismale (1).

Les membranes séreuses sont sujettes à

---

(1) Pour me justifier de la manière conjecturale dont sont présentées mes observations sur les tissus qui peuvent être le siége du rhumatisme, j'alléguerai la difficulté de rencontrer des occasions pour étudier l'anatomie pathologique des parties affectées.

une action morbide, conséquence de l'inflammation rhumatismale qui se déclare dans le tissu fibreux contigu. Une circonstance rare, c'est lorsque la dure-mère paraît devenir le siége de l'inflammation, pendant un rhumatisme aigu, et lorsque la membrane séreuse contiguë, l'arachnoïde, est excitée à une augmentation d'action. Je me rappelle d'un cas de ce genre, devenu promptement funeste, dans lequel les symptômes simulaient ceux d'un épanchement cérébral. L'inflammation des membres chez cette malade, âgée de 15 ans, et d'une constitution délicate, s'était auparavant transportée, avec rapidité, d'une partie sur une autre; mais elle ne cessa point par cette nouvelle action du cerveau.

Le péricarde se trouve parfois le siége d'une semblable action morbide que je considère comme secondaire, et comme amenée par l'inflammation de quelque partie du tissu tendineux du cœur. Heureusement qu'un tel accident est très-rare dans le rhumatisme aigu. J'en ai vu néanmoius un exemple manifeste chez un homme âgé de 24 ans. Dans ce cas également, l'inflammation des membres s'était promptement transportée d'une partie sur une autre, sans être suspendue par l'affection interne. Le malade mourut au bout de quatorze jours, à la suite de plusieurs symptômes alarmans. La dissection fit reconnaître des couches récentes d'une lymphe coagulée qui tapissait la plus grande partie du péricarde : il y en avait aussi partiellement à la surface du cœur. Le péricarde était épaissi, et contenait dix onces de sérosité (1).

Une modification très-grave du rhumatisme aigu est l'affection accidentelle du diaphragme. Elle paraît se manifester en proportion de l'acuité et de la violence de l'attaque, ainsi que de sa disposition à un prompt transport d'un endroit sur un autre.

---

(1) Ce cas doit être distingué de la maladie plus chronique du cœur lui-même, qui a été décrite et appuyée de plusieurs exemples intéressans, par sir David Dundas, dans le 1er vol. des transactions médico-chirurgicales. Dans tous les cas, la maladie est représentée comme ayant succédé à une ou à plusieurs attaques de fièvre rhumatismale. Sur sept malades qui succombèrent, on fit l'ouverture des cadavres de six d'entre eux, et chez tous le cœur se trouva être uniformément élargi. Je serais disposé à considérer le rhumatisme général de la constitution, plutôt comme une cause prédisposante de cette maladie du cœur, que de la déclarer elle-même un rhumatisme de cet organe.

SYMPTÔMES.

Le rhumatisme, dans sa forme aiguë, est distingué par une grande uniformité de symptômes. Ceux qui accompagnent l'attaque inflammatoire, et qui constituent ce que l'on nomme ordinairement la fièvre rhumatismale, se rencontrent aussi dans les phlegmasies en général, et je vais faire connaître les plus remarquables.

L'accès est d'abord annoncé par des frissons suivis de rougeurs de la face et de chaleurs partielles, par une répugnance soudaine pour les alimens, une lassitude générale, et un abattement d'esprit. Le mal-aise et les douleurs du corps sont plus ou moins universelles, et les symptômes locaux qui caractérisent la nature de la maladie se manifestent, dans les 24 heures, d'une manière plus ou moins frappante. Dans le principe, les membres inférieurs sont ordinairement choisis de préférence pour être le siége de l'attaque; et en général, les articulations des pieds et des genoux sont affectés à la fois, ou successivement avec une grande rapidité. L'examen des membres nous fait reconnaître, dans l'endroit immédiatement entrepris, ce qu'on appelle pour l'ordinaire un état de gonflement des parties. Mais cette description est trop indéfinie. L'accroissement de volume ne dépend pas ici, comme dans la goutte et dans l'inflammation commune, d'une augmentation subite d'épanchement dans le tissu cellulaire, mais bien d'une distension inflammatoire des capsules synoviales et des gaines tendineuses. Bientôt, dans la plupart des parties malades, le sang éprouve une détermination plus marquée vers la surface, et il se manifeste une vive rougeur de la peau provenant de la présence du sang artériel dans les plus petits vaisseaux capillaires. Quelquefois, néanmoins, la rougeur ne se montre que par de très-petites taches, ou bien elle manque entièrement. Cette dernière circonstance s'observe le plus souvent quand le tissu synovial est seul affecté. Le malade est rendu presque immobile par la douleur. A l'exception des cas les plus graves, il ressent un soulagement occasionnel, lorsqu'il est parfaitement en repos, et il éprouve plutôt une sensation de chaleur et de mal-aise dans les parties, qu'une douleur intense. Mais dans les efforts pour se mouvoir, qu'une excessive immobilité rend involontaire, ou qui peuvent devenir obligés, une souffrance atroce est produite par la propagation de la douleur, le long du trajet des muscles.

Une fièvre sympathique du type inflammatoire s'établit promptement, et se fait reconnaître par la vîtesse et la plénitude du pouls, la chaleur de la peau, l'enduit de la langue, d'abord blanc, puis devenant promptement épais et brunâtre. La soif est excessive ; il y a constipation, et l'urine, peu abondante et d'une couleur très-foncée, présente des nuages, mais aucun sédiment distinct. On observe aussi, avec tous ces symptômes, la céphalalgie et une facile tendance au délire.

Un des caractères les plus essentiels de l'inflammation rhumatismale est de changer promptement de place, et la cessation du gonflement, ainsi que celle de la douleur dans une partie, ne fait que préparer leur manifestation dans quelque nouvel endroit. Ce transport ou cette alternative ont lieu quelquefois avec une rapidité surprenante. Les petits orteils et les petits doigts sont moins exposés à cette inflammation que le reste du corps; mais lorsque l'attaque est intense, à peine y a-t-il quelque partie des tissus tendineux et ligamenteux qui soit épargnée. Les membres supérieurs sont ensuite affectés ; toutefois j'ajouterai que l'ordre de l'attaque dépend sur-tout de la manière particulière dont le corps a été accidentellement exposé au froid. La douleur produite par le rhumatisme aigu est représentée comme celle qu'occasionnerait les morsures d'un chien. Des chaleurs brûlantes, quelques vibrations, des élancemens et des picotemens se font aussi ressentir ; et si le diaphragme, les portions tendineuses des muscles intercostaux, ou de quelques-uns des muscles de la poitrine, sont entrepris, on voit également se manifester des spasmes d'une intensité cruelle.

Une pyrexie irrégulière se joint aux transpirations irrégulières qui ont lieu par un effort en apparence salutaire de la nature. Ces évacuations cutanées produisent rarement des avantages, et le plus souvent elles ne servent qu'à augmenter la débilité. L'anxiété peinte sur la physionomie du malade, pendant un accès de rhumatisme, annonce la sévérité du mal. On observe en outre un relâchement particulier de la peau de la face qui est alternativement rouge et pâle, et couverte en grande partie d'une sueur visqueuse et épaisse.

Ainsi que dans la goutte, la douleur est souvent soulagée à mesure que l'inflammation devient extérieure, avec rougeur de la surface. Les souffrances les plus intenses ont lieu quand les parties profondément situées sont affectées, sur-tout avant que le sang soit chassé dans les vaisseaux cutanés.

La durée d'une attaque de rhumatisme dépend principalement du traitement médical que l'on adopte, et c'est par ce moyen qu'elle se termine heureusement, ou qu'elle dégénère en rhumatisme chronique. Sa résolution critique est très-ordinairement accompagnée par le dépôt d'un sédiment briqueté de l'urine, par une douce diarrhée, ou par une sueur générale modérée. — Ces indications et actions critiques ont lieu conjointement ou séparément.

SUITES.

Les suites ou conséquences accidentelles du rhumatisme aigu sont sur-tout remarquables par un changement permanent de structure et de fonctions des tissus qui ont été affectés d'une inflammation active, et qui sont restés dans un état de rhumatisme chronique. Les capsules synoviales et les gaines tendineuses sont dans ce cas les parties les plus ordinairement attaquées. Elle paraissent distendues et très-épaissies, absolument de la même manière qu'à la suite de l'inflammation arthritique.

Quelquefois on voit persister ensuite une maladie très-incommode des capsules synoviales, dont la guérison est difficile. Elle présente une distension excessive, et l'on croirait voir un sac rempli de fluide. Elle occasionne dans certains cas de la douleur et de la sensibilité; dans d'autres, elle se fait reconnaître à une légère rougeur de la peau; mais le plus souvent, elle ne produit aucune incommodité évidente au malade, si ce n'est dans les efforts pour se mouvoir, ou dans l'exercice ordinaire des parties.

J'ai déjà parlé de la manifestation accidentelle de l'inflammation du péricarde et de la dure-mère dans le rhumatisme aigu.

La débilité qui succède à un rhumatisme aigu de long cours, amène parfois quelque autre maladie constitutionnelle, suivant la disposition particulière de l'individu. C'est ainsi qu'on voit survenir la consomption, la danse de St.-Guy, les fièvres intermittentes, etc. J'ai été témoin de ces résultats.

CAUSES PRÉDISPOSANTES.

L'existence de la structure héréditaire sera considérée comme une cause prédisposante occasionnelle de rhumatisme; mais il est évident que cette conclusion ne sera tirée que du raisonnement général, et non de la démonstration. Nous voyons certainement des cas où la disposition au rhumatisme est fortement prédominante dans la même famille. Quoique la similitude d'habitudes, par rapport aux vêtemens, à la température des appartemens, à l'exposition au froid, puisse, avec raison, en être regardée comme la cause principale, je ne crois pas que nous devions rejeter la similitude de structure pour expliquer ce fait.

L'âge, la constitution, etc. — Les premières années de l'enfance sont exemptes de rhumatisme aigu et chronique, et la vieillesse du rhumatisme aigu. Mais de dix ans à cinquante, il paraît que toutes personnes, quels que soient d'ailleurs leur structure, leur tempérament et leurs habitudes, en sont presque indistinctement affectées. Les exemples de rhumatisme aigu avant douze ans, ou plus tard que cinquante, sont rares, quoiqu'on puisse cependant en citer quelques-uns. Les personnes très-chargées d'embonpoint sont les plus à l'abri des deux formes de la maladie, et *vice versâ*. Les individus maigres, et ceux qui ont la peau fine et délicate, y sont les plus sujets. Après cinquante ans, le rhumatisme chronique est celui qu'on rencontre le plus communément.

Cullen a avancé que les personnes du tempérament sanguin sont les plus disposées au rhumatisme aigu. Je suis bien couvaincu de la vérité de cette opinion, mais je n'en regarde pas moins comme fondée l'observation que je viens de faire en forme de règle générale.

Toute cause qui produit une débilité générale ou partielle dans les tissus tendineux, ligamenteux ou nerveux, prédispose au rhumatisme chronique : c'est ainsi qu'une fièvre continue en devient quelquefois la source, par la faiblesse générale qu'elle amène. On peut ajouter à cette cause le relâchement du système et de la surface du corps, occasionné par l'emploi répété du mercure. Une entorse ou une contusion sont accidentellement le principe d'un rhumatisme partiel aigu ou chronique, mais plus ordinairement chronique.

Un état morbide des fonctions digestives, en dérangeant le système nerveux, et en produisant de l'irritation et de la débilité, se trouve être quelquefois la base sur laquelle la maladie est appuyée.

Les deux sexes sont indistinctement sujets au rhumatisme ; mais un examen très-étendu m'a fait reconnaître que les hommes en étaient plus souvent atteints. Cette circonstance semble dépendre de ce qu'ils sont plus exposés au froid et à l'humidité.

La saison de l'année est une cause prédisposante plus ou moins active, suivant le degré d'humidité et les variations de température qui ont lieu. Les auteurs se sont tous accordés pour désigner l'automne comme la saison où le rhumatisme est le plus fréquent, parce qu'alors on porte encore les vêtemens de l'été, sans faire attention aux mutations continuelles des chaleurs de cette saison contre les froids de l'hiver. Il est évident qu'en rapport avec cette cause éloignée, les habitudes de mollesse prédisposent très-fortement le corps au rhumatisme. Les appartemens chauds et les vêtemens trop chauds, de jour et de nuit, se rapportent à cet article.

Les excès ou les irrégularités dans le régime

ne sont pas accusés d'être des causes éloignées, autrement que de cette manière générale : si l'individu possède une tendance constitutionelle au rhumatisme, elle sera mise en action par le trouble des fonctions digestives, parce qu'alors il y a production d'une irritabilité morbide du système.

Une transpiration excessive, en disposant le corps à l'influence nuisible, au froid humide de l'atmosphère, peut être aussi considérée comme une cause prédisposante très-active.

CAUSE EXCITANTE.

L'influence d'une température variable, appliquée d'une manière générale ou partielle, correspondant à un air humide, à un air froid, ou aux deux réunis, me semble être la seule cause excitante du rhumatisme. Ses effets auront lieu en proportion de la débilité antérieure du corps ou de quelques-uns de ses tissus en particulier. Cette maladie se rencontre dans tous les climats; mais elle survient principalement suivant le degré de mollesse des mœurs des habitans, et de variations dans la température.

CAUSE PROCHAINE.

Une recherche sur la prédisposition au rhumatisme, plutôt qu'à quelqu'autre maladie, prédisposition existante dans la constitution de certains individus, comprend l'obscure question de la cause prochaine. Je me bornerai à quelques mots sur ce sujet. On peut soutenir, avec raison, par rapport aux diverses phlegmasies, que le tissu particulier, ou la portion de tissu qui devient le siége de la maladie, à la suite de l'influence d'une cause nuisible, générale et commune, telle que le froid, par exemple, est moins fort dans son organisation, et conséquemment, moins capable de maintenir ses fonctions naturelles que les autres parties. D'après cette différence locale de forces, il sera donc possible de dire qu'il existe une prédisposition à telle ou telle phlegmasie. Chez la personne même la mieux portante, nous ne pouvons supposer que chaque tissu séparé soit aussi fort que les autres; car, quoiqu'on puisse admettre cette proposition comme vraie au moment de la naissance, les diverses influences générales et partielles auxquelles nous sommes exposés, en empêcheront la durée.

On ne saurait démontrer *à priori* une différence sensible de structure entre une partie pourvue d'une force suffisante pour l'accomplissement de ses fonctions naturelles, et une autre qui s'écarte un peu de cette condition. Les parties elles-mêmes qui ont été dérangées dans leurs fonctions ne nous en offrent pas toujours l'évidence, après la mort, par l'inspection des tissus, et cependant on n'en doit pas moins tirer la conclusion générale dont il s'agit. Nous voyons constamment, par les conséquences funestes de l'exposition au froid et à l'humidité, que la partie la plus faible du corps, à moins qu'elle n'ait été garantie par des attentions continuelles, est la plus souvent visitée par la maladie qui survient ensuite.

Je crois que primitivement le rhumatisme est plutôt une maladie locale qu'une affection constitutionnelle. Le fait que quelques personnes y sont prédisposées par leur constitution, n'est point en opposition avec ce principe. Les fonctions internes du corps ne sont pas d'abord nécessairement altérées. La pyrexie qui accompagne l'inflammation des tissus affectés, est purement sympathique. Je dirais volontiers que le rhumatisme est une maladie de certains tissus, qui n'exige pas un état spécifique de la constitution. Son invasion n'a, en apparence, aucune liaison nécessaire et essentielle avec une condition antérieure des viscères abdominaux, ou avec une balance égale et saine de la circulation. La prédisposition qui peut exister chez quelques individus, est certainement augmentée par un dérangement des fonctions digestives, ou par quelqu'autre erreur de la constitution.

C'est parce qu'il est enveloppé au milieu des divers états de la constitution, plutôt qu'à cause de son caractère propre et légitime, que le rhumatisme doit être considéré comme une maladie constitutionnelle. Dans le langage d'une saine pathologie, on ne peut affirmer qu'aucune maladie soit assez locale pour être entièrement indépendante de la constitution. Ce n'est que dans une machine privée de vie, qu'un tissu particulier peut être lésé, sans nuire aux usages et au bien-être du tout. L'intime connexion existante entre toutes les maladies locales et la constitution, forme une partie importante de la pathologie, sur laquelle M. Abernethy a répandu de vives lumières. On remarquera que c'est seulement sous le point de vue analytique

que je considère le rhumatisme, dans ses caractères primitifs, comme une maladie locale. Dans la goutte, l'affection de la constitution est l'antécédent; celle des parties externes la conséquence : telle est la partie essentielle de la pathologie de la goutte.

Mais dans le rhumatisme, cet ordre de la maladie est renversé, par rapport à l'irritation et au dérangement de la constitution.

L'influence qui est renvoyée de cette dernière aux parties affectées, se remarque également dans l'inflammation produite par une lésion mécanique, comme dans le rhumatisme.

Le rhumatisme, ainsi que la goutte, attaque le plus souvent des tissus à peine susceptibles du procédé de suppuration, à la suite de l'inflammation; mais quand les tissus synoviaux, tels que les gaines tendineuses et les capsules synoviales, sont malades, alors l'accroissement de sécrétion, ainsi que la plénitude contre nature des vaisseaux sanguins, occasionne plus ou moins de distension et de tuméfaction. Une question susceptible de quelques difficultés, est de déterminer si l'inflammation rhumatismale est réellement une inflammation ordinaire, ne différant de celle-ci par ses symptômes, qu'à cause de la nature des tissus affectés et du mode général d'opération de l'agent, le froid, qui, appliqué d'une manière quelconque, produit la maladie; ou bien si elle est une inflammation distincte *sui generis*.

Le prompt transport de l'inflammation rhumatismale d'un endroit sur un autre, la distingue suffisamment des phénomènes de l'inflammation des tissus semblables, produite par une lésion mécanique.

Un examen attentif de mon sujet m'engage à définir le rhumatisme, *une espèce particulière d'inflammation, affectant les parties qui ont un tissu fibreux, et plus fréquemment les membranes synoviales; produisant une grande irritation sympathique de la constitution, et une fièvre du type inflammatoire.*

EXPLICATION DES SYMPTÔMES.

L'explication des phénomènes propres de l'inflammation rhumatismale, se tire principalement de la nature des tissus qui sont entrepris. Ses diverses modifications, ainsi que toutes différences dans ses caractères externes, doivent être sur-tout rapportées à l'affection du tissu particulier qui a lieu. Les organes locomoteurs du corps comprennent tant de parties distinctes destinées aux mêmes fonctions, que dans la diathèse inflammatoire générale du système, il est difficile qu'une partie soit affectée de rhumatisme sans que les autres n'y participent. De là, les changemens et la nature continue du rhumatisme aigu, son extension soudaine d'un tissu sur un autre du même membre, ou son transport avec une rapidité égale sur une autre partie du corps, en observant ordinairement la règle générale d'affecter quelque branche de structure musculaire ou articulaire. Cette propagation de la douleur et de l'inflammation a lieu de la manière la plus remarquable dans les parties tendineuses, et ensuite dans les tissus ligamenteux.

Les symptômes locaux les plus fixes se font remarquer dans le système synovial. Cet ordre de phénomènes prédomine aussi dans le rhumatisme chronique, si ce n'est que dans cette dernière espèce de l'affection, quelque nerf dictinct ou quelques branches nerveuses sont fréquemment la partie ou les parties malades.

DIAGNOSTIC.

Je me suis déjà occupé, d'une manière étendue, de la distinction à établir entre le rhumatisme et la goutte, et je crois en avoir assez dit sur cette partie de mon sujet, par rapport au rhumatisme aigu.

TRAITEMENT.

J'examinerai rapidement les principaux remèdes qui sont en usage dans le traitement du rhumatisme aigu. La saignée générale est un remède d'une grande importance dans cette maladie, mais elle exige des précautions extrêmes. Rien n'anime plus aisément les symptômes chroniques, que l'emploi immodéré de la lancette. Si le diaphragme ou les muscles intercostaux sont affectés de manière à rendre la respiration extrêmement difficile ou pénible, ou si quelque viscère interne s'enflamme, pendant le cours d'un rhumatisme aigu, une prompte soustraction de sang est indispensable, et sa répétition sera conseillée d'après les principes ordinaires de pratique. Si un individu d'un fort tempérament sanguin et musculaire est entrepris, en pleine santé, par un rhumatisme aigu, la saignée au commencement de l'accès est une mesure de la plus urgente nécessité, et l'utilité de sa répétition sera clairement indiquée par les bons effets qu'elle pourra avoir produits, et par l'intensité des symptômes subséquens. Quand son emploi est convenable, son action sur la violence du mal est plus immédiate et plus efficace que celle de tout autre remède. On la pratiquera avec une grande circonspection chez les personnes d'une constitution languissante, dont la circulation est plutôt excitée par la douleur et l'irritation générale, que par une véritable diathèse inflammatoire.

Sydenham, dans son premier essai sur le rhumatisme, parle des avantages de la saignée comme du principal remède pour la guérison. Il la conseillait, d'après la croyance que la maladie est inflammatoire, ce qui se connait, dit-il, à la ressemblance du sang des rhumatismes avec celui des pleurétiques, et aussi d'après sa foi dans les doctrines humorales; il parle de la matière morbifique et fébrile, attirée aux membres, et occasionnant les symptômes. Dans un autre traité *des Maladies épidémiques*, depuis 1675 jusqu'à 1680, il regrette d'avoir aussi fortement recommandé la saignée; et dans un cas où il compare les divers modes de traitement qu'il a employés, il motive son changement d'opinion dans le passage suivant :

« Je prescrivis au malade le petit lait pendant quatre jours pour toute nourriture, après quoi je lui permis en outre du pain blanc une fois par jour, pour son dîner, jusqu'à son rétablissement. Satisfait de cette diète légère, il la continua dix-huit jours. Vers la fin seulement, je lui laissai manger aussi du pain blanc pour son souper; il buvait par jour un gallon de petit lait qui le nourrissait suffisamment. Au bout de ce temps, quand les symptômes furent dissipés et que le malade put sortir, il se mit à manger du poulet bouilli ou d'autres alimens de facile digestion; mais tous les trois jours, il reprit le petit lait pendant vingt-quatre heures, jusqu'à son entière guérison. Par cette méthode, il échappa aux inconvéniens dont j'ai parlé plus haut, accidens qui l'avaient incommodé dix ans auparavant, lorsqu'il avait été fréquemment saigné, d'après mes avis. » Dans une occasion subséquente, Sydenham n'en paraît pas moins encore montrer sa partialité pour cette dernière pratique. Sir John Pringle, dans son précis des maladies de l'armée pendant diverses campagnes, expose la fréquence du rhumatisme aigu, et son traitement heureux par les saignées répétées. Il dit que quand le rhumatisme était accompagné de tuméfaction inflammatoire des articulations, les sudorifiques étaient contre-indiqués, et que la guérison s'obtenait seulement par des saignées multipliées, et presque journalières, jusqu'à ce que le malade fût sans fièvre et que les douleurs fussent entièrement dissipées ou fort diminuées. « On pouvait y recourir, ajoute-t-il, avec d'autant moins de crainte que les individus atteints par cette affection sont en général pléthoriques, dans la force de l'âge, et capables de supporter de grandes évacuations. Les saignées fréquentes affaiblissent peut-être moins le corps dans cette maladie que dans aucune autre. » Cullen considérait la saignée comme le principal remède du rhumatisme aigu (part. 463). Le sang, remarque-t-il, doit être tiré en grande quantité, et l'on répétera la saignée en proportion de la fréquence, de la plénitude et de la dureté du pouls, ainsi que d'après la violence de la douleur. Chez la plupart des malades, les saignées copieuses et répétées, durant les premiers jours, semblent être nécessaires : en conséquence, elles ont été très-employées. On doit cependant apporter dans cette pratique une certaine retenue, attendu que les saignées très-abondantes retardent le rétablissement, et peuvent tendre à produire un rhumatisme chronique. »

Le docteur Haygarth lui-même, qui a écrit sur le rhumatisme dans le but, dit-il, de recommander l'écorce du Pérou, de préférence à tous les autres remèdes, parle de la saignée comme d'un moyen évacuant auquel il est parfois nécessaire d'avoir d'abord recours. Les meilleures autorités-pratiques ont donc sanctionné l'usage de la saignée générale dans cette maladie : nous observerons toutefois qu'ils ne l'ont pas représentée affirmativement comme formant un principe général de traitement

J'ai déjà fait connaître d'une manière concise ma propre opinion à cet égard. Je me résumerai en disant que si le cas exige ce remède, il est très-important d'en faire usage au début de la maladie ; mais toutes les fois qu'une première déplétion copieuse n'a procuré aucun soulagement, on doit, malgré l'urgence des symptômes, hésiter beaucoup pour la répéter, à moins qu'il n'y ait affection de quelque viscère interne.

Les vomitifs. Le docteur Haygarth assure qu'il avait coutume, dans le rhumatisme aigu, de donner avant le kinkina, soit la poudre antimoniale, soit le tartre stibié, plus ordinairement la première, jusqu'à ce que l'estomac et les intestins fussent suffisamment débarrassés. Les vomitifs administrés au commencement de l'attaque sont utiles, absolument de la même manière que dans le principe des maladies fébriles de tous genres; leur action par son influence sur le système circulatoire et par le complet relâchement de la peau qui en est la suite, modère la force des symptômes qui se développent, et rend de plus un service matériel en produisant des évacuations. Si le malade était entrepris peu après un repas où il se serait livré à quelques écarts de régimes, on ne devrait, sous aucun prétexte, négliger l'emploi de ce remède. Quand la saignée n'est pas nécessaire, un vomitif, d'après les raisons que j'ai données, doit être le premier moyen à prescrire, et dans le cas contraire, il sera toujours au moins le second.

Les purgatifs. L'avantage d'obtenir une déplétion de la circulation générale par la voie du canal alimentaire, est non moins démontré dans le rhumatisme que dans toutes les autres affections inflammatoires. A proportion qu'on poursuit cette pratique avec persévérance, jour par jour, dans le rhumatisme aigu, jusqu'à ce qu'on en remarque de bons effets, la circulation devient modérée, la diathèse inflammatoire diminue, et le système absorbant est excité à une augmentation d'action. Par là, on peut combattre efficacement cette sécrétion excessive des membranes synoviales que nous avons déjà représentée comme la cause de la distension et de la gêne des mouvemens des parties affectées. La méthode la plus avantageuse est d'administrer un sel purgatif par petites doses et à de courts intervalles : l'action des reins est excitée, et l'on favorise la guérison. Le calomélas à doses occasionelles, comme purgatif, est incontestablement un remède utile dans le rhumatisme aigu; mais, si on le donne trop fréquemment de manière à amener la fièvre mercurielle, ses effets m'ont toujours paru tôt ou tard devenir nuisibles. Dans les cas très-nombreux où j'ai été témoin des résultats d'une combinaison de calomélas, d'antimoine et d'opium, donnée à doses répétées et à de courts intervalles, j'ai constamment observé qu'elle augmentait la susceptibilité du malade aux rechutes, quelque avantageuse d'ailleurs qu'eût été son opération dans le principe.

Pour remplir les indications, nous pouvons ordonner, d'après les circonstances, un purgatif salin conjointement avec notre sédatif, à des intervalles rapprochés et réguliers; ou bien prescrire le calomélas et la poudre antimoniale, avec ou sans l'extrait de coloquinte, au moment du coucher; et le lendemain matin de bonne heure, administrer un purgatif liquide. On observera en même temps, de jour et de nuit, des intervalles convenables et réguliers dans l'usage des autres remèdes.

Les sudorifiques. — Les sudorifiques trompent assez souvent notre attente, et de manière même à aggraver plutôt qu'à soulager les symptômes; dans le cas où ils réussissent le mieux, ils produisent une grande et fâcheuse débilité, et augmentent la sensibilité de la surface; en sorte que, pendant un temps considérable, presque toute exposition au froid est dangereuse. Un relâchement modéré de la peau est à l'abri de cette objection; et l'emploi de l'antimoine, du calomélas et des purgatifs réunis, ou de l'opium avec l'antimoine ou l'ipécacuanha à doses modérées, de manière à amener une détermination favorable à la surface, est digne de toute notre confiance.

On se trouve ordinairement très-bien de prescrire, suivant la division de remèdes purgatifs et fébriles que je viens de faire connaître, une potion composée de nitrate de potasse, de julep camphré, d'une certaine quantité d'alkali neutre, volatil ou végétal, et de vin antimonial tartarisé, d'après les propriétés sudorifiques douces ou stimulantes dont on peut avoir besoin : si l'on se sert du jus de limon récent ou d'acide acétique, je conseille de les donner à hautes doses et dans leur état d'effervescence. L'addition de quelque sirop en forme un médicament aussi agréable qu'utile.

Les sédatifs. — J'ai constamment obtenu les résultats les plus satisfaisans de la libre administration de l'opium, en remplissant en même temps toutes les autres indications. En recommandant cet important remède, je crois devoir faire sentir la nécessité d'une attention convenable à l'action des intestins, des reins et de la peau, comme essentielle pour en retirer tous les avantages qu'il est capable de procurer; je dois également ne pas perdre de vue l'objection de la diathèse inflammatoire, qui prédomine quelquefois assez fortement pour qu'on soit obligé de la réduire ou de la faire cesser, avant d'employer l'opium sous une forme quelconque. Mais quand cette diathèse est légère et plus particulièrement quand l'augmentation d'action du cœur et des artères provient d'une irritation douloureuse, nous devons considérer l'opium, protégé ainsi que je l'ai dit par les autres remèdes, comme le plus puissant de tous ceux que nous avons à notre disposition.

La poudre d'ipécacuanha composée est une préparation très-estimable; mais en m'en rapportant à mon expérience personnelle, je suis disposé à donner la préférence à l'opium cru, uni à la poudre antimoniale, dans les proportions que j'ai indiquées en traitant de la goutte. Relativement à la prescription d'une aussi petite quantité de poudre antimoniale, on considérera que l'attention à l'action de la peau, nécessitée dans l'emploi de ce moyen, doit avoir lieu plus particulièrement quand il s'agit de formules fluides.

Enfin, j'observerai que lorsqu'il y a des indications pour l'usage de l'opium, on ne doit suive d'autre guide pour en élever les doses que l'urgence de la douleur, puisque ce symptôme seul nous fait recourir à un agent aussi énergique.

Écorce du Pérou. — J'ai voulu discuter séparément les vertus de ce remède dans le rhumatisme aigu, à cause du crédit remarquable qu'il a acquis auprès de quelques médecins. Toutefois, une circonstance curieuse est de voir Sydenham considérer l'emploi à hautes doses de l'écorce du Pérou, comme une des causes qui prédisposent à cette espèce de rhumatisme qu'il désigne sous le nom de *scorbutique.* En parcourant néanmoins l'exposé des symptômes qu'il en donne, je suis pénétré de l'idée que les douleurs qu'il décrit comme accompagnant la maladie, sont seulement des sympathies d'un état morbide des organes digestifs, dans la production duquel un libre usage de l'écorce du Pérou peut être certainement intéressé, par la tendance qui en résulte, à une obstruction des viscères.

Le docteur Haygarth, auquel je passe maintenant, après avoir dit qu'il fut d'abord porté à faire l'essai du quinquina d'après l'autorité des docteurs Fothergill et Saunders, continue de la sorte : « Je récapitulerai en peu de mots ce que j'ai dit après avoir suffisamment évacué l'estomac et les intestins par le tartre stibié; je commence, depuis plusieurs années, à prescrire l'écorce du Pérou aux doses de 15, 10, ou 5 grains, toutes les deux, trois ou quatre heures. Si cette quantité produit un effet salutaire, je la porte graduellement à 20, 30, 40 grains, en ayant soin de n'en jamais ajouter que ce qui passe parfaitement bien. Je la donne ordinairement dans du lait, de l'eau de menthe, ou de la décoction de quinquina. Il rapporte quelques exceptions à son succès, qui, autrement, a été très-uniforme ; il déclare que les douleurs, les gonflemens, les sueurs et les autres symptômes de fièvre inflammatoire, diminuent promptement et manifestement, et cessent graduellement, de manière qu'à la fin la santé est parfaitement rétablie. Voici ce qu'il observe ensuite : « Une autre circonstance mérite une grande attention : quand la fièvre rhumatismale a été traitée par la saignée, les sangsues, les sudorifiques, etc., il est bien connu que les douleurs des articulations et des muscles malades affligent souvent le patient, pendant des mois, et même des années. Dans mes notes cliniques, je ne trouve aucun exemple de ce genre ; et j'ai raison de penser que le quinquina prévient entièrement cette cause de rhumatisme chronique, conséquence lui-même de la fièvre inflammatoire. »

La conclusion de son panégyrique est très-forte : « A l'exception du mercure contre la syphilis, il y a peu, ou peut-être pas d'exemple d'un remède qui procure un soulagement aussi prompt, et un rétablissement aussi parfait d'une maladie aussi formidable. Depuis plusieurs années, j'ai l'intime conviction que l'écorce du Pérou a un effet bien plus puissant dans la fièvre rhumatismale que dans aucune autre fièvre, et qu'elle ne guérit pas la pernicieuse intermittente avec autant de sûreté et de promptitude. » (*)

En lisant ce passage, qui ne croirait qu'on vient de découvrir un spécifique pour la guérison du rhumatisme aigu ? L'expérience nous prouve cependant, dans ce cas comme dans plusieurs autres, l'extrême difficulté d'obtenir en médecine des évidences telles que sembleraient le faire croire certaines règles de pratique. J'ai bien des fois suivi l'autorité du docteur Haygarth, en administrant le quinquina dans la première période du rhumatisme aigu, après avoir fait précéder son usage des évacuations convenables ; mais je ne me rappelle pas avoir obtenu du succès, si ce n'est dans un cas. *A priori*, nous ne pouvons que le con-

(1) A clinical history of diseases, etc., p. 89.

sidérer comme un remède nuisible, toutes les fois qu'il existe une fièvre inflammatoire sympathique, puisqu'il arrête plus ou moins toutes les sécrétions, à l'exception de celle de la peau, qui encore est irrégulière.

Je me hasarderai à affirmer, d'après mon expérience personnelle, que l'écorce du Pérou administrée suivant la méthode du docteur Haygarth, ou en décoction avec la teinture et l'acide sulfurique, est souvent un remède très-utile et très-estimable dans les commencemens de la convalescence, quand l'enduit de la langue se borne à ses bords et semble vouloir se détacher; quand l'urine est d'une pesanteur spécifique peu considérable, l'état des intestins naturel, la peau relâchée; et quand il n'y a plus qu'une simple débilité. Mais, dans les circonstances opposées, je crains qu'il ne trompe l'espoir que nous pourrions placer dans ses vertus spécifiques.

Le régime et la diète.—On a coutume, dans le cours de cette maladie de placer le malade entre des couvertures, ou de lui faire porter les vêtemens les plus chauds. Il est vrai que cette pratique constitue une partie du traitement par les sudorifiques, et qu'elle peut paraître essentielle à son succès. Mais quels que soient les remèdes que l'on adopte, ce régime chaud ne doit pas être trop employé par le malade et la garde, et même par les ordres du médecin. Il n'est pas de procédé que je puisse regarder comme plus nuisible que celui-là. Dans diverses occasions, j'ai fait tirer par dégrés le malade *de ce lit chaud* de transpiration, et l'ai placé entre des draps bien secs, en n'usant que des couvertures les plus légères qu'il pouvait supporter. J'ai aussi fait renouveler souvent l'air de la chambre, mais avec précaution, et en ordonnant un bon feu, assurément nécessaire dans la saison de l'année qui donne lieu le plus souvent à cette maladie. J'ai toujours reconnu avec plaisir les changemens avantageux qui en sont résultés, et je suis convainçu que la méthode d'évaporation par la peau au moyen d'une transpiration forcée n'est propre, dans la plupart des cas, qu'a augmenter l'inflammation et la douleur, à prolonger la maladie, à accroître la débilité, et par-desus tout, à donner naissance au rhumatisme chronique.

La diète se composera invariablement des alimens les plus faciles à digérer, et principalement des délayans légers. Le petit lait, si justement vanté par Sydenham, comme le liquide le mieux indiqué dans la période la plus aiguë, le thé, le gruau clair, et les fruits acidules de la saison, tels que les oranges, les raisins, formeront toute la diète du malade. Nous savons que Boërhaave, lorsqu'il était en proie aux souffrances rhumatismales les plus atroces, se contentait entièrement de petit lait pendant douze jours. Quand les symptômes diminuent, il est d'une haute importance de ramener très-graduellement aux alimens solides, et l'on n'en doit permettre aucun tant qu'il subsiste la moindre tendance inflammatoire. J'ai vu tous les symptômes reparaître par un aliment prématuré, même par de la chair de poulet; mais un bouillon léger, lorsqu'il n'y a plus de fièvre, n'entraîne pas cet inconvénient.

TRAITEMENT LOCAL.

Je dois maintenant examiner le traitement local externe qu'il est nécessaire de joindre aux remèdes constitutionels. Les principes en doivent être semblables à ceux que nous suivons dans le traitement de l'inflammation ordinaire. Lorsqu'elle se déclare dans les tissus qui ne sont pas fibreux, tels que le tissu cellulaire, la peau, les glandes, etc.; je soutiens, que la cessation de l'inflammation locale rhumatismale, par de judicieux moyens évaporatoires, est un objet d'une grande importance et d'une intention rationnelle.

Son transport spontané facile d'une partie sur une autre, et le fait que quelquefois ce transport a lieu subitement sur quelques parties internes (sur le diaphragme par exemple), contre-indique tout-à-fait l'application d'un froid direct pour diminuer l'action inflammatoire par sa vertu sédative. J'ai déjà fait connaître mes objections contre la pratique d'évaporation au moyen d'une transpiration très-forte. Un juste milieu s'offre à notre choix comme exempt de tous les inconvéniens qu'entraînent un froid ou une chaleur extrême : un air modérément frais dans l'appartement et une égalité aussi grande que possible dans sa température; des boissons froides ou tièdes; des couvertures de lit légères, et agréables au malade sous le rapport de la chaleur, comprennent à peu près l'ensemble des moyens que nous avons à proposer pour remplir cette partie du traitement. Enfin, j'ai à recommander l'emploi constant de la lotion évaporatoire tiède sur les parties enflammées, d'après la méthode que j'ai indiquée en traitant de la goutte. Les bons effets de ce remède, lorsqu'il est judicieusement conduit, sont surprenans dans bien des cas. Ici, de même que dans la goutte, on ne considérera l'évaporation locale que comme un auxiliaire du traitement général. Je le répète, elle est sous ce rapport un moyen estimable; et quand on s'en sert ainsi que d'un agent suborbonné aux remèdes constitutionnels que nous avons déjà indiqués, elle se trouve être, d'après ma propre expérience, aussi sûre qu'utile. Nous nous apercevrons d'une manière sensible de l'activité avantageuse du traitement évaporatoire, en proportion de la localité de l'inflammation rhumatismale. Quand elle se transporte rapidement d'une partie sur une autre, en éludant presque notre poursuite, nous devons placer plus de confiance dans les remèdes généraux, et rendre alors notre traitement local bien plus secondaire.

J'ai vu cette lotion produire les meilleurs effets dans quelques cas de rhumatisme aigu intense, où l'inflammation avait également affecté les membres supérieurs et inférieurs, ainsi que dans d'autres circonstances où l'inflammation aigüe n'avait été que partielle. Une dame qui avait éprouvé les souffrances les plus horribles en cherchant à mouvoir ses membres, fut en état, quelques heures après en avoir fait un libre usage, de se promener un peu dans sa chambre. Une autre malade en proie aux plus vives tortures par une inflammation du genou résultant d'une exposition partielle au froid, se trouva si bien des effets de cette lotion qu'elle la regardait comme suffisante pour accomplir la guérison.

Convalescence. — L'emploi d'un tonique uni à quelque acide minéral, plus particulièrement à l'acide sulfurique est, à cette époque, d'une utilité incontestable dans la plupart des cas. La roideur, le mal-aise et la débilité des membres qui succèdent à la douleur et à l'inflammation aigües, ne disparaissent que par les frictions et un exercice actif. J'ai souvent engagé un convalescent d'un rhumatisme aigu à surmonter son incapacité apparente par un exercice fatigant, et à faire plusieurs milles par jour, en commençant par des efforts modérés. Les résultats les plus avantageux en ont été la suite; et quand la saison de l'année ou la température permettent cette pratique, il n'est pas de contre-indications particulières qui puissent s'y opposer.

Régime prophylactique. — Quand nous réfléchissons sur la cause qui seule excite cette maladie, et quand nous voyons que sa prédisposition la plus commune consiste dans quelque relâchement accidentel ou constitutionnel d'une partie ou de la totalité du corps, nous devons être convaincus que le régime prophylactique se compose uniquement des moyens qui peuvent fortifier la constitution et diminuer sa susceptibilité aux variations atmosphériques. Pour remplir cet important objet, je conseillerai au malade de se laver chaque matin la tête et le cou avec un linge rude trempé dans de l'eau froide et d'en faire autant aux pieds avec de l'eau suffisamment tiède pour ne produire aucun frisson désagréable. Je possède des faits nombreux qui prouvent l'influence préservative de cette méthode poursuivie avec persévérance. Un individu affecté de rhumatisme, il y a quelques années, à chaque exposition à une température humide ou à un vent froid de l'est, m'assure que depuis l'adoption de ce plan d'après mes conseils, il peut supporter impunément ces deux causes nuisibles. Je pourrais citer plusieurs autres cas semblables à l'appui de l'utilité de cette pratique. Les bains de mer, et pour quelques individus les bains froids pendant l'été, sont un remède prophylactique d'une grande valeur. Pour fortifier la constitution, on doit éviter les appartemens petits et trop échauffés, les lits chauds et autres habitudes pernicieuses du même genre. Dans ce climat variable, l'utile précepte de porter de la flanelle sur la peau durant la plus grande partie de l'année, et pendant l'année entière, sans interruption, pour les personnes délicates et très-susceptibles, est trop bien connu pour demander aucune recommandation particulière.

DU RHUMATISME CHRONIQUE.

Les symptômes du rhumatisme chronique ont un caractère moins marqué et moins défini que ceux du rhumatisme aigu. C'est seulement dans cette espèce de la maladie que nous trouvons une affection séparée des nerfs. L'exemple le plus commun, qu'on puisse rencontrer de cette dernière variété, est le rhumatisme du nerf sciatique. D'autres nerfs principaux et leurs branches peuvent être attaqués de la même façon. On doit aussi remarquer, conjointement avec cet état morbide, l'action spasmodique et douloureuse des muscles auxquels se distribuent les branches du nerf affecté. Il arrive ordinairement que la douleur ne se fait sentir que par le mouvement. Cette circonstance est plus apparente quand les nerfs des membres inférieurs sont entrepris. Le malade serait très-souvent en état de parcourir une légère distance sans inconvénient; mais graduellement, ou tout-à-coup, il est saisi de douleur et de gêne, et il préfère mettre fin à un exercice fatigant, en restant en repos. Dans un accès récent de ce genre, on voit fréquemment le nerf éprouver une action inflammatoire; ce qui rend la douleur presque continuelle, ou avec de légères intermissions, relativement à ses vibrations et à ses élancemens. Quelquefois elle est accompagnée d'un mal-aise des parties à la pression, que l'on distingue sur-tout dans le trajet du nerf qui est principalement affecté. Dans la forme plus passive ou plus chronique, malgré l'intensité de la douleur occasionnelle, et les diverses sensations de picotemens, de brûlemens et d'engourdissemens, les muscles et les tégumens supportent la plus forte pression sans inconvénient, à moins qu'on ne l'exerce sur la branche ou les branches nerveuses immédiatement affectées. Si les symptômes durent depuis longtemps, ils indiquent l'absence de toute inflammation, et n'offrent que des traces de relâchement. Le membre est alors facilement sensible aux variations de l'atmosphère; il éprouve accidentellement beaucoup de froid; un surcroît d'exercice augmente invariablement ses douleurs; les muscles de cette partie n'ont pas leur volume et leur consistance naturels; et dans cet état, le membre possède une sympathie active avec tous les désordres accidentels ou continuels des organes digestifs, et il est même puissamment influencé par les causes qui affectent seulement l'esprit.

Si le rhumatisme chronique entreprend les tissus synoviaux, tendineux ou ligamenteux, nous trouvons que les états inflammatoires actif et passif peuvent exister d'une manière distincte, quoiqu'il n'y ait pas de fièvre générale sympathique : la localité et le degré plus léger de la maladie la distinguent encore de l'attaque constitutionnelle, désignée par la fièvre rhumatismale déjà considérée. Les signes extérieurs qui se manifestent sont très-caractéristiques du tissu particulier affecté. Dans quelques cas, nous voyons chez le même individu les tissus synoviaux, ligamenteux et tendineux être tous à la fois sous l'influence de la maladie; mais dans d'autres, il n'y a que l'affection d'une seule partie qui soit véritablement distincte. Quand les ligamens profondément situés sont attaqués, on ne remarque aucun caractère morbide externe; si, au contraire, les ligamens superficiels étaient dans ce cas, on pourrait s'en apercevoir ordinairement au moyen de l'inspection manuelle. Quant aux capsules synoviales et aux tendons, leur affection devient manifeste par l'augmentation de la distension et par la sensibilité des parties à la pression. Les aponévroses des muscles et le périoste, quand ils sont aussi atteints de rhumatisme, deviennent plus ou moins douloureux au toucher. Dans cette forme commune de l'affection qu'on nomme familièrement *le cou roide*, nous avons un exemple du rhumatisme tendineux et aponévrotique, et aussi de l'état actif inflammatoire se manifestant distinctement comme maladie locale.

Les membranes synoviales des articulations paraissent être sujettes à l'inflammation rhumatismale : j'en donnerais probablement une idée plus correcte, en disant que certains individus pourvus de la diathèse rhumatismale, sont susceptibles d'une inflammation des membranes synoviales des articulations, par suite de l'exposition au froid et à l'humidité. Cette circonstance est rare, et on ne l'observe, je crois, que chez les individus qui ont une prédisposition spécifique à être ainsi affectés dans ces tissus. J'imagine que dans la plupart des cas de ce genre, la constitution peut avoir une disposition scrophuleuse. M. Brodie, dans ses recherches pathologiques très-intéressantes sur les maladies des articulations (1), a considéré le rhumatisme comme une des causes qui produisent l'inflammation de la membrane synoviale. Il parle de la maladie comme étant quelquefois aiguë, mais plus fréquemment chronique. « Elle a lieu, dit-il, par diverses causes, mais le plus souvent par l'application du froid; ce qui explique pourquoi elle est plus sujette à se manifester dans les articulations superficielles, telles que le genou et l'articulation du pied, qu'à la hanche et à l'épaule, qui sont défendues de l'influence de la température extérieure par une masse épaisse de substances molles. »

(1) Medico-chirurgical transactions, vol. IV.

SUITES.

J'ai déjà dit que le rhumatisme chronique lui-même est une conséquence fréquente de l'aigu, et j'ai défini les caractères ordinaires de cet état de l'affection. Nous avons aussi à considérer que le rhumatisme chronique se développe souvent comme une forme distincte de la maladie, et qu'il est non seulement, comme son nom l'indique (de χρονος, temps) très-fatigant par la durée des souffrances, mais qu'en outre il conduit à des changemens très-importans de structure dans les tissus particuliers qu'il attaque. Je n'offrirai maintenant qu'une esquisse rapide de l'anatomie pathologique du rhumatisme chronique, sujet qui réclame incontestablement des recherches ultérieures très-étendues.

Les conséquences les plus remarquables de la maladie chez le vivant s'observent dans les capsules synoviales, les tendons et les muscles. Les capsules synoviales des personnes très-affaiblies sont souvent molles et tuméfiées, et ressemblent à des sacs remplis d'une gélée épaisse. Néanmoins, dans la plupart des cas, elles sont dures et résistantes, et les plus petites en particulier sont dans un état d'induration extrême. Les tendons sont épaissis et noueux, ainsi que nous l'avons dit précédemment. Les muscles décharnés offrent un état de mollesse ou de dureté, ainsi qu'un épaississement de leur enveloppe aponévrotique. Les ligamens subissent des changemens remarquables; ils augmentent d'épaisseur et de rigidité, et occasionnent une grande gêne par la perte consécutive de leur élasticité.

Nous nous sommes déjà occupés de l'action morbide occasionnelle des membranes synoviales; mais je dois ajouter que, sans marques distinctes d'une inflammation précédente, on rencontre parfois une sorte d'épanchement gélatineux, comme suite de l'action rhumatismale. Il est très-probable que les nerfs éprouvent, par le rhumatisme, quelque changemens de structure, soit dans les gaines qui renferment leurs filamens, soit dans les filamens eux-mêmes; mais l'occasion de démontrer cette conjecture est également rare et difficile. On peut toutefois présumer cette altération par la perte de l'action nerveuse qui, dans quelques membres rhumatisés, simule presque la paralysie.

M. Stanley, de l'hôpital St-Barthelemi, m'a fait voir les articulations du squelette d'un homme âgé en apparence de 40 à 50 ans, sur lequel on remarquait plusieurs altérations. M. Stanley ne possédant aucun détail concernant l'histoire de la maladie, je ne puis offrir cette pièce comme un exemple bien réel des conséquences du rhumatisme, quoiqu'elle soit trop curieuse pour que je n'en parle pas.

« Les cartilages articulaires présentaient presque partout une surface parfaitement blanche, telle que serait par exemple une couche très-mince de plâtre de Paris qu'on aurait étendue dessus. On trouva dans l'intérieur des capsules de quelques-unes des articulations une petite quantité d'une substance blanchâtre fluide ; ce qui donnait à croire que la matière blanche s'était originairement déposée dans chacune des cavités articulaires, et qu'en se mêlant avec la synovie, elle s'était étendue sur les cartilages en forme d'enveloppe blanchâtre. Presque toutes les articulations étaient ainsi affectées, celles des extrémités au plus haut degré. Les cartilages articulaires des dernières phalanges des doigts et des orteils étaient parfaitement blancs. Le même genre de dépôt avait eu lieu à l'extérieur de quelques-unes des articulations des orteils, dans le tissu cellulaire environnant. L'analyse chimique prouva que cette matière blanche était du carbonate de chaux. Ces pièces sont conservées dans le muséum de l'hôpital. »

Ce que nous avons dit des causes éloignées au sujet du rhumatisme aigu, peut aussi s'appliquer au rhumatisme chronique.

DIAGNOSTIC.

Cette question demande un examen séparé et assez étendu. Je me suis déjà précédemment occupé de la dictinction à établir entre le rhumatisme et la goutte chroniques, ainsi que des caractères essentiels de cette maladie, que le docteur Haygarth appelle nodus des articulations.

Le rhumatisme qui se déclare dans les muscles lombaires et qu'on nomme lumbago, ne pourra être confondu avec la néphrite, si l'on fait attention à l'accroissement évident de douleur dans les reins, par les mouvemens du corps, sur-tout dans la position horizontale, et en outre à l'absence des symptômes de la néphrite, qui sont bien connus. L'affection rhumatismale des fibres tendineuses et des enveloppes aponévrotiques des muscles immédiatement contigus aux reins, est moins aisée à reconnaître, parce que le mal-aise local qui a lieu est en grande partie commun aux deux maladies. J'ai toujours trouvé que cette espèce de rhumatisme augmente par la chaleur du lit. La localité de l'affection et l'absence des symptômes qui démontrent une irritation distincte des reins, comme serait une douleur dans le trajet du nerf crural, en rapport avec quelques autres sympathies et un sédiment calculeux dans l'urine, éclaireront notre diagnostic. Une douleur entre les épaules, ou depuis l'épaule à la tête de l'articulation, est quelquefois confondue avec le rhumatisme, quoiqu'elle soit réellement due à un dérangement des fonctions digestives. On dissipera les doutes qu'on pourrait avoir, en examinant avec soin l'état des diverses sécrétions, les apparences de la langue, et le caractère des symptômes dyspeptiques qui peuvent avoir lieu.

Les douleurs vagues musculaires, et celles qui affectent passagèrement les autres tissus, sont parfois représentées comme rhumatismales, quand elles devraient être considérées comme des sympathies dépendantes d'une condition morbide des organes digestifs et d'une irritation générale consécutive.

Les observations que nous avons faites tout-à-l'heure sont applicables dans la recherche de cas semblables.

Les douleurs rhumatismales produites par l'emploi du mercure, lorsqu'on ne prend pas de précautions suffisantes pour se garantir du froid, sont très-communes et faciles à reconnaître, quoiqu'on soit souvent embarrassé pour déterminer s'il n'existe pas en même temps une cause syphilitique. Cependant il arrive alors ordinairement que quelques symptômes très-instructifs sont associés aux douleurs chroniques de cette espèce. Le périoste de certains os, tels que le coronal, le tibia, ou le cubitus, sont presque certainement affectés dans ces cas d'une extrême sensibilité à la pression. Très-communément aussi, il y a un épaississement du périoste plus ou moins considérable, sur-tout au milieu de l'angle antérieur du tibia.

Les douleurs irrégulières et les spasmes qui accompagnent le commencement d'une maladie de quelqu'une des parties de la colonne vertébrale, doivent être soigneusement distingués du rhumatisme chronique, et aussi de ces douleurs qui reçoivent la dénomination plus convenable de nerveuses.

Le défaut d'attention pourrait faire confondre avec le rhumatisme quelques affections douloureuses des nerfs et des muscles voisins. Cette difficulté ne se rencontrera que quand les nerfs appartenant aux muscles des membres supérieurs ou inférieurs seront entrepris. Dans ces cas, il arrive ordinairement que l'influence du froid qui, comme on sait, est le père du rhumatisme, n'a pas été la cause excitante. Nous trouvons alors aussi qu'un ou plusieurs des principaux organes du corps ont été antérieurement fort dérangés, et que l'état de sensibilité des muscles et des nerfs n'est que sympathique.

TRAITEMENT.

Dans mon analyse théorique et pratique du rhumatisme, j'ai été conduit à adopter les principes suivans de classification dans la recherche de chaque cas particulier. J'ai voulu déterminer par une telle méthode les diverses sources de modification des symptômes et le traitement nécessaire en conséquence.

1°. L'âge, la structure générale, le tempérament et la constitution originaires.

2°. L'état acquis de la constitution par les

habitudes de vie, le régime, les vêtemens, les travaux fatigans ou la mollesse, et les divers modes d'exercice.

3°. La manière dont la cause excitante a été appliquée, la nature de quelques causes éloignées nuisibles, l'état accidentel de la constitution à la suite de quelque autre maladie, et surtout l'influence d'une condition morbide des organes digestifs.

4°. L'endroit particulier du tissu affecté, ligament, aponévrose, tendon, capsule synoviale, nerf, périoste ou autre, et l'état morbide de son organisation.

5°. Le climat, la saison de l'année, le lieu de la résidence.

Il faudrait une espace immense, si l'on voulait rapporter et les traitemens divers, proposés dans le rhumatisme chronique par les médecins, et les noms des arcanes vantés de l'empirisme contre la même affection.

On peut la regarder comme presque aussi ancienne que l'homme, et comme la conséquence accidentelle de l'exposition aux vicissitudes atmosphériques dans les états les plus fatigans de la société. Si l'expérience des siécles ne nous offre aucun remède certain dans le rhumatisme chronique, nous acquérons ainsi la preuve combien il nous reste à faire à cet égard. Nous trouvons, il est vrai, dans les auteurs divers remèdes recommandés comme spécifiques, et le malade n'en subit pas moins souvent un traitement routinier, basé sur de véritables principes empiriques.

On dira peut-être que le rhumatisme chronique est une maladie *suî generis*, affectant tous les individus d'une manière générale, et devant être, par conséquent, soumise à un traitement uniforme. Pour moi, il me semble qu'il n'y a pas deux malades qui puissent être soignés de la même façon, et qu'au contraire, d'après les diverses modifications individuelles on est obligé, pour chacun d'eux, de sécarter plus ou moins des règles générales. Les première, seconde et cinquième séries d'influences éloignées sont les plus faciles à observer. La troisième est accompagnée en partie d'une grande obscurité; mais elle embrasse des points si importans, qu'en lui refusant dans chaque cas un examen approfondi, on ne doit espérer aucun résultat satisfaisant.

La quatrième comprend les causes des syptômes particuliers et du traitement relatif. Elle mérite, je pense, beaucoup plus d'attention qu'on ne lui en donne ordinairement.

Je vais d'abord discuter le traitement du rhumatisme nerveux.

Si le malade est attaqué d'une manière soudaine, après une exposition au froid, et si les symptômes indiquent que le nerf est le siége d'une action inflammatoire, on doit employer, avec plus ou moins d'activité, les moyens propres à la réduction de l'inflammation. Mais ordinairement il faut que la soustraction du sang soit pratiquée aussi près que possible de la partie affectée. Par exemple, dans une sciatique nouvellement déclarée, et accompagnée d'indications locales d'une action inflammatoire et d'une fièvre sympathique, les ventouses scarifiées à la hanche, et ensuite l'application d'un vésicatoire au même endroit, conjointement avec les purgatifs et les autres remèdes appropriés, produiront les meilleurs effets.

Quand la maladie s'est déclarée par degrés, ou quand, par suite de l'idiosyncrasie du malade, il ne s'est manifesté que des symptômes passifs, et que les fonctions naturelles du nerf semblent être dérangées sans action inflammatoire, on fera un choix entre les stimulans et les sédatifs. Pour se guider, on recherchera l'état de la constitution, et, découvrant que le nerf affecté (je choisis ce tissu pour exemple) est une partie du cerveau et du système nerveux, on étudiera ses fonctions, non-seulement parce qu'il est le siége du mal, mais en outre pour obtenir les renseignemens généraux suivans : quelles sont les causes qui influent le plus sur la production du paroxisme douloureux ? à quel degré agissent-elles ? l'action du nerf est-elle très-influencée par l'esprit, par la diète, par les exercices du corps ? quel est l'état des organes digestifs (on reconnaît leur état morbide aux divers symptômes dont j'ai si souvent parlé) ? existe-t-il une débilité générale ou un relâchement musculaire universel ? y a-t-il une connexion plus ou moins grande dans l'existence de ces causes ? toutes les fonctions du corps s'exécutent-elles régulièrement, en laissant le nerf rhumatisé seul en défaut ? quelle est la durée de la maladie ?

Il est d'une haute importance d'adopter et de poursuivre avec persévérance un traitement efficace dès le principe d'un cas de ce genre ; car un rhumatisme des nerfs qu'on a négligé devient une des maladies les plus difficiles à traiter qu'on puisse rencontrer dans la pratique.

La méthode stimulante comprend l'usage de l'électricité, les embrocations rubéfiantes, les emplâtres irritans, les applications chaudes à travers un milieu de substances sèches, comme, par exemple, du sel renfermé dans de la flanelle; les vapeurs locales, les frictions avec la main, les exercices violens, l'emploi à l'intérieur de la résine de gaïac, le quinquina, l'éther, les acides sulfurique ou acétique, l'alkali volatil, la térébenthine, et quelques autres remèdes excitans.

La méthode sédative renferme la soustraction locale de sang, l'emploi des bains tièdes, les eaux de Buxton, les fomentations émollientes, la chaleur modérée locale au moyen de la flanelle, les linimens et les emplâtres opiacés, le repos du corps, les remèdes narcotiques à l'intérieur, les doux sudorifiques, les occupations agréables de l'esprit.

Les vésicatoires et les exutoires en général constituent un traitement mixte, en ce que, d'une part, ils appellent l'irritation à la surface, et que de l'autre, ils diminuent la circulation de la partie par l'évacuation à laquelle ils donnent lieu.

La chaleur, de quelque manière qu'on l'applique pour produire la transpiration, est un remède qui a ces deux caractères, en ce qu'il excite les vaisseaux par son stimulus particulier, et en ce qu'il relâche et réduit leur action par l'évaporation forcée de la surface. Lorsque le traitement stimulant était nécessaire, j'ai souvent retiré des avantages de l'électricité, et je puis offrir un exemple intéressant de la vertu de cet agent si énergique. Le malade était un jeune homme fort, et en apparence bien constitué. Je transcrirai ici ses propres expressions. « Au printemps de l'année 1816, j'éprouvai une attaque de rhumatisme au bras gauche, qui déjà avait été affecté l'automne précédent. J'avais alors été guéri par l'application *du papier brun*, qui, en une nuit avait fait disparaître le mal. Je renouvelai l'expérience dans cette occasion, mais sans succès. Le remède auquel j'eus ensuite recours fut une embrocation très-stimulante que j'appliquais soir et matin au moyen de fortes frictions. J'en retirai d'abord de légers avantages ; mais peu de temps après, la douleur revint avec un accroissement d'intensité. Un large vésicatoire fut mis sur les parties, sans plus d'avantages. La douleur était devenue excessive, et m'empêchait de dormir. Le bras affecté se trouvait plus mou et plus grêle que l'autre, quoique à peine douloureux au toucher : il différait en cela de son état dans une attaque précédente, où je ne pouvais supporter la plus légère pression. La douleur était un mal-aise constant. A la fin, elle commença à s'étendre aux genoux, et il survint des spasmes si violens, que dans mon lit, j'étais obligé de mettre ma robe de chambre et d'appuyer sur le coté externe des parties. Au bout de quelque temps, cet état cessa. Je pris alors divers remèdes internes, et je gardais la chambre, mais sans aucun bon effet apparent. L'attaque dura trois mois, et pendant tout ce temps, je dormis peu. Je me couchais ordinairement entre onze heures et minuit, et je me reveillais au milieu de vives douleurs, vers les deux heures du matin, sans pouvoir ensuite me procurer de sommeil. Je passais le temps à lire sur mon lit, parcequ'il m'était impossible d'endurer les douleurs violentes occasionnées par la chaleur des couvertures.

» La maladie paraissant se borner aux nerfs, on me proposa l'électricité. Cette opération produisit une grande douleur et une transpiration violente. Après la première application, la douleur augmenta pendant la journée; le lendemain elle était modérée, et elle diminua journellement jusqu'à mon parfait rétablissement. Je dois observer que toujours on me conseilla de porter de la flanelle, mais que j'eus l'imprudence d'en discontinuer l'usage. Je le repris après l'attaque dont je viens de parler. Douze mois se sont écoulés depuis ma guérison par l'électricité, et je suis entièrement exempt de sensations rhumatismales.»

Le traitement altérant embrasse les moyens thérapeutiques empruntés à la matière médicale, à la diète et au régime général, moyens dont au reste nous nous sommes déjà occupés dans cet ouvrage. J'ajouterai ici à ceux de la première classe, l'usage de la liqueur arsenicale qui se trouve être quelquefois un puissant remède dans certains rhumatismes chroniques.

Comme application rubéfiante, j'ai retiré de grands avantages du liniment stimulant que j'ai fait connaître en parlant de la goutte. J'augmentais la proportion de teinture de cantharides, et j'y joignais quelquefois aussi une petite quantité de la liqueur ammoniacale.

Dans quelques cas, j'ai obtenu de bons effets de la teinture volatile de gaïac, mais le plus souvent je l'ai trouvée chaude et nuisible. Les effets du quinquina m'ont paru plus favorables.

Le docteur Marcet a consigné dans le troisième volume des transactions médico-chirurgicales, l'histoire très-intéressante d'une sciatique guérie par des marches excessives, tandis que le malade était chaudement enveloppé de flanelle.

L'ingénieux auteur de la relation, qui se trouvait être en même temps le malade, fait connaître ainsi qu'il suit ce procédé :

« Je commençai par faire un demi-mille avec la dernière difficulté, et la douleur que j'éprouvai ne contribua pas peu à l'effet de de l'exercice, en favorisant la transpiration. A mon retour, elle était excessive : je m'essuyai devant un bon feu, et je me mis au lit. Je me levai au bout d'une heure, extrêmement fatigué, mais pas plus mal sous les autres rapports. Quarante-huit heures après, je répétai le même exercice, et le mille que je fis ce jour-là me parut moins long que le demi-mille de l'avant-veille. Mes sensations générales furent les mêmes qu'auparavant;

mais comme la fatigue était moindre, je pus remarquer un amendement dans mes douleurs rhumatismales. Deux jours après, je fis une troisième course, qui fut suivie d'une nuit plus tranquille qu'aucune de celles que j'avais passées depuis dix-huit mois. Dès-lors je comptai fortement sur ma guérison, et mon espoir n'a point été déçu. Chaque course suivante a diminué mes souffrances, et je puis dire qu'après la sixième, j'étais aussi libre de douleurs qu'à aucune autre époque de ma vie. »

Ce malade avait essayé auparavant le calomélas, dont il prenait dans la journée deux à trois grains avec une certaine quantité d'opium. Il en avait continué l'usage pendant six semaines, en secondant ses effets par l'application réitérée de vésicatoires. Il ajoute: « Je me suis fait placer jusqu'à trois vésicatoires à la fois, de la hanche au pied, et je les renouvelais aussitôt que la peau était suffisamment guérie pour permettre une autre application. Depuis cette époque, par l'avis de plusieurs médecins, j'ai essayé les bains tièdes d'eau de mer, les eaux sulfureuses artificielles, les mêmes qui m'avaient soulagé à Paris, et les eaux de Bath. J'ai aussi recouru, dans ce dernier endroit, à la douche sèche, aux bains de vapeurs, aux frictions, aux ventouses, aux sangsues, et à l'électricité. J'ai pris intérieurement l'acide nitrique, les poudres de James, le gaïac, le nitre, la ciguë, la jusquiame, l'eau médicinale, le quinquina, et enfin l'arsenic, mais sans aucune utilité. Je pourrais dire en termes généraux, sur l'effet de chacun de ces moyens, que la ciguë, la jusquiame et l'eau médicinale, m'ont procuré un soulagement temporaire, et que les bains de tous genres ont ordinairement empiré mon état. Enfin, j'avais presque épuisé la matière médicale, et je ne conservais guère d'espérance que dans un climat plus favorable. » Voici les détails qu'il donne sur sa méthode particulière : « J'ai coutume de procéder ainsi qu'il suit à mes courses transpiratoires. Je porte sur la peau des bas, des caleçons et une chemise de laine. Sur ces vêtemens, je mets un, deux ou trois caleçons de flanelle; une, deux ou trois camisoles de flanelle; et autour de mes reins, six verges d'une flanelle épaisse. Outre les camisoles et les caleçons de flanelle, je place de la flanelle en huit sur le siége principal de la douleur et l'origine du nerf sciatique. Je revêts par-dessus tout cela un pantalon chaud et un grand carrick. Quand j'ai fait un ou deux milles, plus ou moins, suivant la chaleur du jour, j'éprouve pour l'ordinaire une transpiration abondante. Je reviens chez moi, je me dépouille de mes vêtemens chauds, j'en prends d'autres de flanelle bien sèche, et je me couche sur un lit qui n'est pas chauffé. Je n'emploie aucun moyen pour exciter une transpiration ultérieure, après la fin de l'action musculaire : au contraire, je cherche à la faire cesser le plus promptement possible, en prenant cependant un soin particulier pour éviter les atteintes du froid. »

« Je ne m'aperçois pas que la quantité de la transpiration ait aucune influence sur l'efficacité du remède. J'imagine qu'une action violente, produite dans le système général, est la principale cause de son effet salutaire. En conséquence de cette opinion, je cesse l'exercice au moment où une très-grande augmentation d'action est bien établie. Cet effet a lieu au moyen des vêtemens dont je viens de parler, et d'une course d'un ou deux milles par un temps modérément chaud. Pour les malades très-invalides, la quantité de vêtemens doit être augmentée, et la distance diminuée. Quand l'excitation est bien établie, mon pouls est fort et plein, et il offre de 90 à 100 pulsations par minute. » Malgré la simplicité apparente de cette méthode, et son succès remarquable dans ce cas, je dois observer qu'elle constitue un traitement trop actif pour être indistinctement employée, et que parconséquent il ne faut y avoir recours que d'après l'avis de son médecin.

Quand un rhumatisme des nerfs prédomine dans le corps d'une manière générale, les eaux de Buxton produisent quelquefois les meilleurs effets.

Dans cet état de la constitution, l'exercice régulier et journalier du cheval rend les plus grand services. A l'égard de cette forme de rhumatisme, je dirai, une fois pour toutes, que si elle dépend d'un état morbide des organes digestifs, toute espèce de traitement doit être regardé comme secondaire, et comme subordonné à celui qu'on adoptera pour faire disparaître une cause d'irritation aussi fondamentale.

Parmi les remèdes adoucissans, je rendrai un témoignage favorable de la combinaison du stramonium et du lactucarium. Dans quelques cas récents, où les douleurs nerveuses vagues étaient compliquées de lumbago, ses effets ont été réellement surprenans.

Il est même des circonstances où, malgré l'ancienneté de la maladie, j'ai eu sujet de me louer beaucoup de ce remède.

Une dame, depuis deux ans, éprouvait une douleur intense et presque constante dans les nerfs d'un bras. Cette douleur occasionnait des sensations alternatives de déchiremens et d'élancemens, de chaleur et de froid, de picotemens semblables à ceux d'aiguilles rougies au feu. La malade, presque privée par faiblesse de l'usage de ce membre, fut guérie par ce moyen, et par des frictions repétées avec le liniment stimulant, auquel on avait ajouté la teinture de cantharides, etc. J'ai rencontré néanmoins des cas de rhumatisme vague et fixe, où ce traitement a entièrement trompé mon attente, et où il a été nécessaire de recourir à des remèdes plus actifs.

J'ai été moi-même atteint d'un rhumatisme chronique qui affectait principalement les nerfs des extrémités inférieures ; ce qui me fesait éprouver, outre les sensations particulières à cette maladie, des crampes et des spasmes accidentels extrêmement pénibles. J'essayai un grand nombre de remèdes, entre autres le quinquina en substance, et de fortes doses de ciguë, ainsi que les bains de mer tièdes pendant six semaines, sans le moindre avantage. A la fin, je me guéris au moyen de la poudre d'ipécacuanha composée, dont je prenais deux à trois doses modérées par jour, et à laquelle j'ajoutais assez de sulfate de potasse pour agir sur les intestins. J'y joignis une diète fortifiante, et la détermination, quelque douleur qu'il pût en résulter, de me livrer journellement à des exercices actifs à pied et à cheval.

Dans quelques sciatiques très-anciennes, j'ai vu retirer de grands avantages de la douche sèche, telle qu'on l'administre à Bath.

Dans les cas les plus désespérés de rhumatisme local des nerfs, j'ai vu obtenir la guérison ou au moins un soulagement très-sensible par l'application réitérée de vésicatoires.

Quand le rhumatisme chronique affecte les ligamens superficiels, le libre usage de la lotion évaporatoire est très-efficace pour dissiper l'inflammation passive qui prédomine, et pour rendre aux parties l'aisance et la facilité de leurs mouvemens.

Lorsque l'affection est profondément située, le traitement est souvent aussi difficile qu'ennuyeux. Nous serons principalement guidés dans le choix des stimulans, des sédatifs, ou de ces deux méthodes réunies, suivant que la maladie est ancienne ou récente.

Si les capsules synoviales et les tendons sont le siége d'une attaque récente, le traitement constitutionnel est notre principale ressource; mais dans ce cas même, nous retirerons encore de grands avantages auxiliaires de la lotion évaporatoire. Les sangsues ont été très-recommandées par les auteurs : mon expérience m'a conduit à préférer la méthode de l'évaporation stimulante. Quand l'affection de ces tissus, c'est-à-dire des capsules synoviales, des tendons et des ligamens, est ancienne, cas où les muscles eux-mêmes participent fortement d'une manière secondaire à la maladie, en devenant grêles, flasques et incapables de mouvemens, le procédé de rubéfaction, et l'usage des bandes roulées, constituent la seule pratique efficace que je connaisse.

Tout état inflammatoire des membranes synoviales, qui porte le caractère rhumatismal, doit être traité par les moyens les plus puissans que nous possédions, pour dissiper l'inflammation des parties profondément situées d'une organisation importante. Néanmoins, la plupart des cas de ce genre rentrent plutôt dans le domaine de la chirurgie que dans celui de la médecine.

Le rhumatisme qui s'est déclaré à la suite d'une exposition imprudente au froid pendant l'usage du mercure, devient, dans les circonstances les plus graves, aussi fatigant par sa durée que par son intensité. J'ai constamment vu échouer alors les méthodes ordinaires, ou du moins je ne leur ai vu produire qu'un soulagement palliatif et très-temporaire : mais j'ai eu la satisfaction d'être témoin de la guérison, en faisant reprendre un traitement mercuriel bien dirigé. Le docteur Bardsley, dans ses intéressans mémoires, appuie par son témoignage ce fait important de pratique. Cet auteur, dans ses conclusions générales sur le rhumatisme, observe qu'on ne doit pas désespérer de la guérison du rhumatisme chronique, quelles que soient son intensité et son opiniâtreté, pourvu qu'on administre convenablement des remèdes actifs et appropriés.

Je n'ai jamais poussé l'emploi du mercure jusqu'à produire la salivation que dans les circonstances dont je viens de parler, et dans celles où je soupçonnais aux douleurs une cause syphilitique.

Enfin, je terminerai par offrir quelques remarques sur le traitement du lumbago, et du rhumatisme qui entreprend l'enveloppe aponévrotique des muscles du dos ou des autres parties. Dans une attaque récente de lumbago, on obtient ordinairement la guérison par les purgatifs occasionnels avec le calomélas, l'antimoine et la coloquinte, conjointement avec les sels neutres, par le libre emploi de l'opium cru avec l'antimoine ou l'ipécacuanha, et par les bains tièdes : le plus souvent même, ce dernier remède n'est pas nécessaire. Si la maladie est ancienne, elle est ordinairement plus ou moins compliquée de sciatique, et son traitement devient plus difficile. J'ai rarement vu les bains tièdes procurer du soulagement. Le docteur Bardsley parle avec de grands éloges de la vapeur locale de l'eau chaude, qu'il dirige au moyen de tuyaux en rapport avec une bouilloire, et dont les extrémités placées à quelque distance de la partie malade, ne permettent pas à cette vapeur de frapper autre part. Il recommande aussi un liniment stimulant avec lequel on doit faire des frictions sur la partie pendant l'application de la vapeur. Il dit en parlant du traitement, que par là ses effets stimulans étaient augmentés, la douleur diminuée et la guérison très-accélérée. Cet auteur conserve une opinion favorable de la vertu de l'électricité dans cette forme de l'affection, et j'ai été moi-même témoin de ses excellens effets. Elle mérite une très-grande confiance quand son administration est confiée à un opérateur habile. Néanmoins j'ajouterai que, dans deux occasions où j'avais tout lieu d'en attendre de grands avantages, elle a trompé mon attente. J'ai été très-satisfait des effets auxiliaires de l'embrocation stimulante, contenant une forte proportion de teinture de cantharides et dont il vient d'être question, dans les cas où il n'était pas convenable de recourir à l'électricité.

Suivant l'état de la constitution, on administrera séparément ou conjointement les purgatifs, les altérans, les sédatifs et les toniques, et on ne négligera pas non plus l'exercice du cheval, quand la température et les autres circonstances le permettront. Je puis, d'après mon expérience personnelle, parler avec confiance de ses effets très-avantageux. J'ajouterai à cette recommandation celle de bien protéger, par des vêtemens chauds, les parties affectées. Une bande de flanelle fortement roulée autour du corps, et prolongée jusqu'en bas du membre, quand il y a réunion de la sciatique et du lumbago, favorise souvent la guérison d'une manière très-marquée.

Quand l'aponévrose des muscles du dos, ou de quelque autre endroit, est affectée à la suite d'une exposition récente au froid, on retirera certainement des avantages, dans ce cas, des moyens propres à rétablir la libre action de la peau, à détruire toute diathèse inflammatoire, et à calmer le système nerveux.

Ici se termine la tâche que j'avais entreprise.

J'espère que des circonstances heureuses me mettront bientôt à même de poursuivre avec succès mes recherches, d'après les justes principes de la méthode analytique. Ce ne sera qu'en basant le diagnostic sur l'anatomie et la physiologie, en observant attentivement et sans préjugés les divers symptômes qui se présentent, qu'on pourra acquérir graduellement ces principes philosophiques de pathologie, qui distinguent l'art de la médecine des prétentions de l'empirisme.

FIN.

www.ingramcontent.com/pod-product-compliance
Ingram Content Group UK Ltd.
Pitfield, Milton Keynes, MK11 3LW, UK
UKHW020159250726
13967UKWH00003B/1164